Talvez ela não
precise de mim

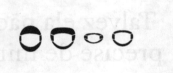

Anna Virginia Balloussier

Talvez ela não precise de mim

Diários de uma
mãe em quarentena

todavia

3 de março de 2020

Dói tudo lá embaixo. Onde antes existia uma vagina, um ânus, um períneo, agora parece existir um baiacu, o peixe que infla quando se sente ameaçado por um predador. Voltamos para o quarto há pouco. Minha bolsa d'água rompeu na madrugada, mas sem o senso de espetáculo que as novelas nos vendem, com líquido amniótico esguichando para todos os lados. Foram horas de goteira, e horas de trabalho de parto, quase vinte. Um parto doloroso, em que cada contração me atingia como um piano que vai sendo lentamente içado até desabar com tudo da altura do décimo andar, enquanto as pessoas na sala me diziam: *Respira*. Violeta nasceu às nove e cinquenta e sete da noite do dia três de março de dois mil e vinte, sob o signo de peixes, que dizem ser como uma esponja que absorve as energias que o cercam, as boas e as más. Não me parece um bom contrato para os tempos que a aguardam.

Quando enfim sós, eu, Victor e a criatura a quem transmitimos o legado da nossa miséria, sou tomada por dois sentimentos.

Primeiro vem o amor, amor em estado bruto, daqueles que podem ser explicados assim: até aqui, você amou um determinado número de pessoas. Talvez tenha até decidido, numa noite entorpecida por Jorge Drexler, que com aquele cara encontrou a paz dos que não precisam mais caçar na noite rapazes chamados Rafa, ou Gui, ou Bento. Sim, você amou e, se der sorte, conjuga esse verbo no presente. Mas, caso um trem descarrilado avançasse sobre essa pessoa, você se jogaria na frente sem pestanejar? É esse tipo de amor, que prevalece sobre o instinto de sobrevivência? Hipoteticamente, todo mundo gosta de pensar que sim. Na hora do vamos ver, seu corpo responderia à altura?

Deixar-se destroçar por alguém não é algo que se decide com a cabeça, nem é o coração que deve levar o crédito aqui, tampouco a boca que jura: *Eu levaria um tiro por você*. São as pernas a se mover ou paralisar que darão a medida do seu afeto, o reflexo de se colocar entre a morte certa e a pessoa que se ama é o gesto mais inequívoco de entrega. Pena que não dê para fazer muito em matéria de amor quando o que resta é a carne esmigalhada.

Relacionamentos entre mãe e filha não são intrinsecamente bons. Conheço as que se detestam, as que quando muito se toleram. Uma amiga contou que fez terapia de regressão e se viu no útero, de lá ouvia um tambor, que identificou como batidas de um coração, e a voz abafada da mãe desejando aos prantos que aquela gravidez não fosse para a frente. Sou grata à mãe que tenho, mas nunca tive uma conversa franca sobre o que a maternidade significou para ela nas quatro oportunidades que teve de experimentá-la, Carlos Eduardo, Octavio Augusto, Anna Virginia e Andrea Regina, fui a de número três. Posso falar apenas por mim quando digo que o amor por um filho é diferente de qualquer outra coisa. Um sentimento que dispensa racionalidade, ao contrário da dinâmica de um casal, na qual estamos sempre amando *porque*, amando *apesar de*. A instantaneidade deste querer bem, e o senso de sacrifício, não pertencem à ordem semântica. No momento em que a tive no colo pela primeira vez, nós duas peladas na sala do parto, pensei: *Eu vou amar esta pessoa pelo resto da vida, não importa o que ela faça.* Nunca senti nada parecido — nem com namorados, nem mesmo com meus pais. É possível que Violeta pense igual a respeito de mim, preciso estar preparada.

Na rabeira do amor chega o pânico. Victor aparenta estar bem mais confiante no que deve ser feito. Nem segurá-la no colo eu quero sem supervisão. Vai que escorrega. Que engasga no peito que a alimenta. A maternidade, essa atividade que bilhões de mulheres exerceram desde que o mundo é mundo, em mim parece caber mais como um desejo do que uma capacidade.

Sei que uma dose generosa dessas sensações ruins vem dos hormônios. Começo hoje minha Quarentena Puerperal, que soa como nome de uma banda punk particularmente ruim, mas é isto: quarenta dias pós-parto em que a mulher atravessa o puerpério, com a queda livre dos hormônios que tomaram seu corpo de assalto na gravidez. Oito em dez de nós, leio num desses sites de maternidade para mulheres perdidas como eu, experimentam sentimentos de tristeza. Médicos chamam essa fase de baby blues. Também recomendam não transar, ou ao menos se poupar da penetração, pois sua vagina precisa se restabelecer para tanto — o baiacu ameaçado por um predador. Transamos uma hora antes da bolsa rasgar. A perspectiva de sexo me parece, agora, como aqueles navios a se perder de vista, tracinhos distantes no horizonte que você não consegue distinguir se estão vindo em sua direção ou zarpando para alto-mar.

Estou com fome. Não como nada desde a noite anterior. Para não mentir, fui forçada a dar três goles num pavoroso suco de laranja que o hospital servia, para ganhar energia da glicose e conseguir ir até o fim com o parto. Devoro parte das refeições que as enfermeiras trouxeram ao longo do dia e eu recusei.

Uma salada de frutas cinza, uma esfirra acho que de frango, um pão de fôrma seco com queijo minas sem sal. Violeta dorme num berço entre a cama-maca onde estou e o sofá do acompanhante. Tudo o que peço é que ela ainda esteja respirando quando eu acordar.

4 de março de 2020

São populares, no andar, as imagens da cegonha que entrega bebês, como no mito que nossos pais contavam quando julgavam precipitado explicar que é necessário um pênis ejacular numa vagina, sem camisinha e sem pílulas de misoprostol, para criar uma nova vida. A porta do nosso quarto, o 202, não tem nada. Esquecemos de planejar.

De tarde vieram minha mãe, minha irmã e a filha dela, minha sobrinha Nina, a quem semanas atrás convidamos para ser madrinha da Violeta e que ficou muito feliz com o novo cargo. De noite foi meu pai, suado de terno, direto do trabalho. E chega de visita. Victor e eu queremos preservar nossa filha por alguns dias ou vira oba-oba, todas aquelas mãos emplastradas de germes passando Violeta de colo em colo. Logo haverá bastante tempo para que todos a conheçam.

5 de março de 2020

Alguém me passou esse texto, não lembro quem. Está no Instagram de uma pediatra *influencer*. Bebês pré-históricos precisavam sobreviver a tempos selvagens. Podiam ser pisoteados por elefantes ou atacados por animais peçonhentos. Os dorminhocos estavam mais a perigo, enquanto os que acordavam a toda hora obrigavam as mães a ficarem mais vigilantes e, assim, aumentavam a expectativa de vida de ambos. Segundo essa teoria, as proles foram geneticamente programadas para manter sua guardiã alerta, e milênios de evolução não foram suficientes para que o bebê compreenda que é altamente improvável um leão lhe tomar como lanchinho da tarde num apartamento no nono andar de Copacabana.

Violeta é um bebê tão calmo, dorme bem e é pouco afeita a choro. *Talvez ela não precise de mim por perto*, penso. Ela sacou que a maior ameaça que a espreita não é ser devorada por uma onça, mas derrubada por mim enquanto tropeço no Nike Joyride Run largado na sala.

Hoje a pediatra passou para dar alta. Gostamos dela de cara. Andrea diz que um gim-tônica vez ou outra durante a amamentação não mata ninguém, a saúde mental da mãe importa, dê um desconto e um trago a nós. Ela nos encoraja a viajar quando Violeta fizer um mês. Victor quer levá-la para conhecer a vó Lázara em Camanducaia, uma cidadezinha em Minas Gerais com vinte mil habitantes, parte da sua família vive lá. Assim ela desde cedo entra em contato com as raízes mineiras, antes que sua carioquice empesteie tudo, ele diz. O plano é pegar a estrada na segunda semana de abril, para passarmos o aniversário dele.

Quando engravidei, temíamos que a epidemia de sarampo ainda estivesse a toda quando Violeta nascesse, já que antes da vacina dos seis meses eu não sei se ia querer arriscar. Agora é este coronavírus que me assusta. São Paulo tem concentrado a maioria dos casos, e a tendência é exponencializar. As imagens da Itália às moscas são bem assustadoras, espero que não chegue a tanto no Brasil.

Victor voltará a trabalhar em seguida. Somadas licença-paternidade com férias, ficará um total de quarenta dias em casa. O tempo da minha quarentena. Depois seremos eu e Violeta, já que meu combo licença mais férias mais folgas renderá meio ano longe do trabalho. Precisaremos sobreviver aos nossos tempos que, de certa forma, são também selvagens.

6 de março de 2020

Começaram no hospital. Fecho os olhos, adormeço, e os sonhos vêm.

Desde que me entendo por gente, sou íntima do universo que você talvez conheça por macumba. Embora nunca tenha tirado selfie na festa de Iemanjá sob a legenda *Odoyá, minha mãe*, o vestido de linho branco passado e pendurado no cabide, sinto necessidade de me explicar: minha relação com a umbanda não é trivial. Eu ainda nas fraldas e minha mãe (branca, como eu) já incorporava entidades que denominamos erês — espíritos de crianças — e pretos-velhos. No caso, Juquinha e Pai João, velhos amigos.

Durante a adolescência, aceitar que uma pessoa podia estar degustando uma lasanha num momento e no outro encarnando o espírito de um menino de cinco anos exigia um tanto da minha fé. Sabemos do que um cérebro é capaz, inclusive impulsionando transformações físicas em alguém. Minha mãe, por exemplo, mal consegue andar por meia hora sem gemer de dor, culpa de uma fibromialgia que a escolta há décadas. Quando o menino Juquinha baixa, ela vira um traquinas, pula de lá para cá, bebe guaraná numa golada e adoça o copo que servimos com jujuba. Cresci me perguntando se Myrian tinha pirado e por que ninguém a avisou.

Às vezes, Juquinha demonstrava conhecer as Grandes Questões que ocupavam minha mente, questões jamais segredadas a ninguém, o que sempre impressionou minha natureza cética. Acharei o Grande Amor? Devo pedir demissão? Este vestido me deixa gorda? Dedurou até uma experiência com ayahuasca que tive e que obviamente não contei para Myrian nem para qualquer membro da família. Daí minha escolha lúcida de crer. Eu acredito nas entidades da umbanda porque convivo com elas desde molecota. E mais de uma vez senti a presença delas nos meus sonhos, em diferentes momentos da vida.

Aconteceu de novo. Não lembro de detalhes. O que fica: a sensação de que uma força espiritual me segura dentro do sonho. Tento me desprender tal qual um mágico que, acorrentado dentro de um cofre afundado num tanque, percebe que algo no truque não saiu como esperado. Agora ele precisa se desvencilhar das correntes ou aquele será, de fato, seu *grand finale*. Isso se repetiu algumas vezes nos últimos dois dias. Fato é que adormeço e, em coisa de cinco minutos, dez no máximo, desperto em pânico. Não sinto que a *coisa* que quer me prender é necessariamente negativa, mas não tenho coragem de confrontá-la. Victor descreveu assim: é como se eu estivesse tendo um pesadelo, começo a me debater em silêncio, solto um grito abafado antes de abrir os olhos. Estou perto de um colapso. Entre amamentar Violeta e acordar de sobressalto depois de um cochilo ligeiro, foi menos de uma hora de sono nas últimas quarenta e oito.

Falo com um pai de santo que me cativou quando, certo dia, me mandou uma mensagem no Instagram e disse que seus guias espirituais o orientaram a me procurar. Tinha uma denúncia que poderia virar reportagem (e virou, um caso de intolerância religiosa) e disse que eu me sensibilizaria pois lembraria das tardes de infância passadas com minha avó num centro umbandista do Rio. Ele não sabia, mas ela havia morrido pouco antes. Uma vez ao ano eu a acompanhava nessas idas à Tenda Espírita Estrela D'Alva, para me empanturrar com os doces típicos da festa de Cosme e Damião que meus avós ajudavam a organizar. Meus prediletos eram a maria mole, uma pipoquinha que ia pelo nome de *cocô de rato* e um merengue de chocolate que chamávamos de teta de nega, uma boçalidade racista inimaginável nos dias atuais, graças a Deus e à mãe Odoyá.

O pai de santo respondeu hoje: *Esta sensibilidade por ora aguçada é o florescer da maternidade, que faz você perceber nuances que outrora eram imperceptíveis. Essas entidades que se misturam, as de luz e as sofredoras, kiumbas (entidades maléficas), de acordo com o padrão vibratório... Como os jovens dizem nos dias de hoje, "vibe".* Sugeriu *um banho bem sutil, com alfazema,* e garantiu que a situação era temporária.

Também procuro minha mãe, que me sugeriu que a causa poderia ser Marisa, sua sogra, a mãe do meu pai e minha vó. Uma hipótese que eu não cogitara até então. Decido que, da próxima vez que dormir, vou investigar aquela energia do sonho.

É quase meio-dia, Victor está com nossa filha na sala. Tudo não dura dez minutos: caio no sono e continuo no mesmo cômodo, o quarto da Violeta, onde dormimos desde que ela nasceu. Só que tem uma outra pessoa lá. É a mesma força da qual eu tentava fugir. Não desta vez. Vejo que é Marisa e sorrio: *Vó!* Demoro alguns segundos para perceber que ela não podia estar ali, afinal, está morta, e mortos não saem por aí para dar uma voltinha. Ela se esgueira entre o berço branco que compramos na Black Friday e o armário com as roupinhas da bisneta. Sinto uma tristeza imensa emanando dela. Acordo em prantos, Victor vem me acudir. Aquela sucessão de sonhos, pouco vinha ao caso se eram mediúnicos ou fruto de sobrecarga psicológica ou de uma projeção. Vovó já estava em coma quando sussurrei, no hospital, a novidade que me inchava a barriga. Não poder conhecê-la em vida sem dúvida era algo que perturbaria seu espírito. Ou, ao menos, meu inconsciente contava com isso.

Na infância, eu e meus irmãos dormíamos acampados em colchonetes na sala repleta dos bibelôs que Marisa tanto amava — miniaturas de gnomos, cisnes de cristal, uma mini-Bíblia, o menor dominó de ferro do mundo (ela jurava que era). Morávamos todos no mesmo prédio em Santa Teresa, nós no primeiro andar, ela e meu avô, no quarto. Eles nos ensinaram a rezar o Pai-Nosso, a Ave-Maria e a Oração de São Francisco, aquela musicada por Fagner e que fala: *Onde houver ódio, que eu leve o amor*. Com Marisa e Arnaldo aprendemos também a comer legumes liquidificados num sopão, a botar vinho do porto na gemada com duas gemas e três colheres de açúcar.

Nossa memória afetiva tende a ser generosa com os avós, bem mais do que com os pais. Violeta pode me julgar com a mesma aspereza que reservo aos meus. Somos cruéis com nossos antecessores mais diretos. Se nos tornamos seres humanos minimamente decentes, que pagam seus impostos e não espalham fake news, é como se isso tivesse ocorrido não *por causa* dos pais, mas *a despeito* deles, das neuroses que nos legaram. A eles creditamos os traumas que no começo eram como a semente plantada numa lata de leite em pó e que foi espraiando raízes da grossura de uma coxa, até o ponto em que não era mais possível arrancá-las sem levar junto tudo o que construímos sobre elas.

Durmo bem, umas duas horas seguidas até ser acordada pela fome da minha filha.

7 de março de 2020

Catei os jornais na porta de casa, as edições que deixamos acumular após o parto, e aproveitei para recuperar a primeira página do dia em que Violeta nasceu, para recordar no futuro o que era notícia no dia. Sempre lembro de uma anedota que ouvi da nossa tutora, a Ana Estela, quando virei trainee na *Folha de S.Paulo*. Num futuro não tão distante, o pai descreve o já paleozoico jornal impresso; como as reportagens se dividiam por cadernos, um de política, outro de cultura etc. Depois de escutar por meia hora, o filho interrompe: *Mas pera, pai, o que é papel?*

A manchete do três de março: *Coronavírus pode causar nova recessão global, afirma OCDE.* A foto principal é a da eleição em Israel, eleitores e mesários de máscara. O país está de quarentena, assim como a China, como meia Europa. O SXSW, um dos maiores festivais do mundo, foi cancelado por causa do vírus. Dizem que é uma questão de dias para os casos explodirem no Brasil. São treze infectados por aqui, ao menos é o que mostram as estatísticas oficiais.

Conversei com minha prima que mora na Europa, as coisas estão tensas por lá. Recomendam que você não saia de casa para nada que não seja estritamente necessário, e, se precisar mesmo, evite tocar em qualquer superfície (sobretudo humana). Use máscara, se lambuze de álcool em gel e tire sua roupa imediatamente na volta, para ir direto ao banho. Não abrace, ou melhor, nem sequer encontre amigos ou parentes, sobretudo os idosos, para não correr o risco de infectá-los ou ser por eles infectado. Tem quem morra com a sensação de afogar no seco. E calma. O segredo é não entrar em pânico.

8 de março de 2020

Na madrugada de ontem Violeta teve uma crise de choro, e eu, outra. Ela chorava inconsolavelmente, cerrava seus punhozinhos do tamanho de duas bolas de gude, o rosto se avermelhou em questão de segundos. Meu bebê lidava com uma dor que lhe arrancava o fôlego até para emitir som. Nada do que fazíamos a acalmava. Eu já havia lido a respeito, está aberta a temporada de cólicas. Muitos recém-nascidos as têm. Algo a ver com o aparelho digestório deles ainda não ser maduro o suficiente para processar sua maior fonte de prazer, o leite materno. Nove meses aconchegados em nosso útero não lhes são suficientes para existir aqui fora sem sentir dor.

A ideia de gestar dentro de si outro ser humano é mirabolante, mas também bastante sofrida. Outros mamíferos preservam mais autonomia do que as grávidas da nossa espécie. Em geral, as outras fêmeas prenhes são capazes de sair para caçar pouco antes de parir uma ninhada de múltiplos filhotes. Já nós passamos meses tentando não surtar com enjoos, cólicas, insônia, lombalgia, estrias, hemorroidas e relatos que comparam a dor do parto com a de vinte e nove ossos se quebrando de uma só vez. *Mas você consegue, mamãe, força, vamos lá!*

Sofremos mais porque, lá atrás, nossas ancestrais tiveram o canal vaginal encurtado para poderem deixar de ser quadrúpedes e andar sobre duas pernas. Com cérebros maiores, os fetos foram ficando cabeçudos, o que dificultou a passagem por uma pélvis mais estreita. É um preço alto a se pagar para continuar a espécie.

Desmorono ao ver Violeta resistir às nossas tentativas de aplacar seu desconforto. São gases, a pancinha inflou como um dirigível. Vai passar, racionalmente eu sei que vai, todos os livros de maternidade dizem que é normal. Mas assistir de perto à dor de um filho e não poder trocar de lugar com ele é uma sina que sempre me pareceu terrível, e que agora experimento na pele.

Falar em instinto materno é uma grande falácia. Ninguém confia um avião na mão de alguém que manifestou desejo de ser piloto, mas nunca tirou o brevê. Com a maternidade é assim, nos dão a guarda, mas não nos exigem certificado de que saberemos como agir. Sou acometida por pensamentos violentos que me perseguiram a gestação inteira, que é a perspectiva de Violeta morrer precocemente, por falha minha ou por crueldade da vida.

Meu pai brincava de fazer círculos no ar com a brasa do cigarro que fumava no breu do quarto em que dormíamos eu e meus irmãos. Foi numa dessas noites esfumaçadas que André me disse que o trecho mais bonito da música brasileira era este do Chico Buarque: *A saudade é o revés de um parto, a saudade é arrumar o quarto do filho que já morreu*. Essa letra nunca mais saiu de mim. *Mas você consegue não matar sua criança, mamãe, vamos lá!*

9 de março de 2020

Violeta saiu de casa pela primeira vez. Fomos à pediatra, que ficou bem satisfeita porque ela ganhou mais peso do que o esperado, está com três quilos e cem gramas. A doutora Andrea diz que é comum, nesses primeiros dias, o bebê ainda não ter recuperado a massa que perde após sair da barriga. Meu leite não só deu conta do recado, superou a expectativa, isso me deixa feliz.

Almoçamos num árabe na Lagoa, nossa primeira refeição outdoor em família. Como bem mais do que Victor, dois pães árabes inteiros, quase toda a coalhada e boa parte do babaganoush, vários miniquibes e uma kafta e meia. Já havia lido que, para produzir leite, meu corpo gasta em torno de mil e quinhentas calorias, o que equivale ao treino de crossfit que nunca considerei fazer. Já emagreci todos os oito quilos ganhos na gravidez e mais dois extras. Perder peso nunca foi um esforço para mim, embora, como tantas mulheres, eu não goste do que vejo no espelho.

Agora mesmo, é difícil vislumbrar o dia em que me sentirei remotamente sexy de novo. Passei todos os dias da última semana usando Plenitude, nome inventado por um marqueteiro, um desses que bebe gim-tônica no almoço, para vender fralda a adultos. Das muitas marcas que um parto normal deixa em seu corpo, há o fluxo intenso de sangue, dilúvio que pode durar quarenta dias e quarenta noites. Também atravesso horas do dia com uma almofada de amamentação amarrada na cintura, tal qual uma boia. É nela que o bebê repousa para sugar o leite do seio, e a verdade é que disso não posso reclamar. Esse momento meu e da Violeta ninguém pode tirar.

10 de março de 2020

Ainda não tenho coragem de usar apenas um braço para acalentar Violeta, acho que nunca vou ter. Uma pena, porque ela fica com uma expressão bem tranquila quando Victor a apoia no antebraço, e os dois saem para dar umas voltas pela casa. Meu desejo nessas horas era ser como um daqueles deuses indianos com vários braços, para poder cobrir todas as pontas, a cabeça, o bumbum, os pés em formato de bisnaguinha. A trava psicológica que sempre me impediu de segurar bebês de outras mulheres não sumiu por completo com a minha filha. A pior coisa que os pais podem dizer nessas horas é que a criança deles é a mais fácil do mundo, *fica bem em qualquer colo, mesmo*, porque ela vai chorar justamente no seu e confirmar aquilo que no fundo você sempre soube. O problema é você, inapta para embalar um neném, algo que deveria vir de forma instintiva para uma mulher. Por que seria diferente com sua própria filha?

Com Violeta adormecida nos meus braços, me permito pensar que talvez eu não seja tão especial assim. Pelo contrário, posso ser bem ordinária, uma mãe amada por sua filha, como clama a ordem natural das coisas. Assim como eu não tenho escolha a não ser adorá-la, ela também me adora, é grata pelo ventre que a acolheu e pelas tetas que a alimentam.

Marisa morria de medo de cachorro. Minha mãe, que era muito próxima da sogra, dizia que cães tinham o poder de farejar os humanos medrosos. É famosa, na família, a história do vira-lata que todos acreditavam ser paralítico, por nunca deixar a mesma posição. Certo dia, meus avós saíam de uma gira de pretos-velhos na Tenda Estrela D'Alva quando o cachorro se levantou para abocanhar a panturrilha de Marisa com a pouca força que tinha. Pergunto à minha mãe no WhatsApp se era isso mesmo ou se minha memória me traía. *O cachorro estava em fase terminal. As pessoas passavam por ele, e ele nem piscava. Daí uma vez, quando sua vó passou, ele mordeu sua vó na perna*, ela responde, acrescentando três emotes de carinha chorando de rir.

Penso que também com bebês é assim: quanto mais receoso você for com eles, maior será o berreiro que eles devolverão, só não sei se por pirraça ou por desde o começo da vida pressentirmos quando alguém prefere temer a amar. O homem é o cachorro moribundo do homem.

11 de março de 2020

Ontem a Organização Mundial da Saúde declarou pandemia. O que fizemos dois dias atrás, sair com Violeta para almoçar fora, já não parece razoável. É impressionante como o clima mudou em tão pouco tempo, estamos cada vez mais próximos de virar um país fantasma, como aconteceu na China e na Itália, com suas ruas abandonadas.

Tom Hanks anunciou pelo Twitter que ele e a esposa contraíram Covid-19, que é o nome que deram ao novo coronavírus. *Olá, pessoal. Rita e eu estamos aqui na Austrália. Nos sentimos um pouco cansados, com frio e com dores no corpo. Rita tinha uns calafrios que iam e vinham. Uma febre leve também. Para fazer tudo certo, como é preciso no mundo agora, fomos testados, e o resultado foi positivo.* Descubro a notícia no post de uma amiga, que recebeu muitas curtidas ao publicar a legenda: *Também, né, ele mora num aeroporto.* É uma referência a um filme que ele fez na década passada, *O terminal*, inspirado num refugiado iraniano que morou dezesseis anos no aeroporto Charles de Gaulle, sem poder sair de lá por imbróglios políticos. Acho engraçado e dou like também.

Aos poucos Violeta e eu vamos nos entendendo. Na noite passada, achei que ela até tivesse sorrido para mim, mas li hoje cedo no Google que os bebês dessa idade não riem, é só um espasmo involuntário. Bom, eu sorrio para ela toda hora e inventei uma musiquinha que a deixa bastante serena:

Eu sou uma princesa
Que mata muito dragão
Com o fogo do meu bumbum
Que solta grande futum

Adoro mamar na teta
Que jorra o meu leitinho
Só fico muito espoleta
Se a mamãe demora um pouquinho

Eu tenho uma boquinha
Que é bem bonitinha
Mas quando abro o berreiro
Acordo o reino inteiro

Eu amo minha mamãe
E muito o meu papai
Eles me dão colinho
Mesmo se dou um trabalhinho.

O Google também me diz que a visão do recém-nascido é muito embaçada, eles enxergam apenas pontos desfocados. Fico imaginando se Violeta discerne apenas manchas como as do Teste de Rorschach. Gasto horas especulando o que ela interpreta quando vê meu rosto, e quais serão as lembranças que seu subconsciente guardará desses dias, acessadas por um terapeuta quando ela tiver a minha idade, trinta e três anos.

12 de março de 2020

Uma amiga, a Juliana, está escrevendo uma reportagem sobre as *tentantes*, que são mulheres que tentam por meses (as que têm sorte) ou anos (a maioria) engravidar. Elas temem que o protocolo contra o coronavírus nos hospitais e clínicas possa atrapalhar seus planos. Na gravidez, caí num poço sem fim de fóruns voltados à maternidade, então sei uma coisa ou outra sobre esse grupo, que pode ser bem melancólico. Todo mês as tentantes de uma comunidade no Facebook compartilham uma lista com a data prevista para a sangria de cada integrante. O título do post: *Esperando não vir*. Maria Felix, 21/3. Amanda, 22/4. Rayane, 23/4. Elas chamam menstruação de "M".

Como em qualquer desastre, esta pandemia produz reveses imediatos — os mortos —, e outros menos quantificáveis, porém igualmente capazes de ferir de morte corpos e almas. Os autônomos que ficarão sem renda, os assalariados que perderão o emprego, os tumores que não serão detectados em exames de rotina, as almas gêmeas que deixarão de se conhecer na seção de embutidos.

Para algumas tentantes, como as de idade avançada ou baixa reserva ovariana, o vírus poderá enterrar o sonho de ser mãe. O momento de incertezas traz problemas de ordem filosófica e prática que levam muitas delas a adiar os planos e, nos casos mais extremos, cancelá-los.

Um feto nunca tem o livre-arbítrio de decidir se quer nascer, e quando, talvez pedisse um tempo para pensar se lhe propusessem: *Que tal aqui, agora?* Já que não possuem essa autonomia, não caberia aos pais discutir se o momento é conveniente? Nem o aquecimento global nos impôs essa questão de forma tão premente. Seus efeitos são avassaladores, claro, mas ainda pensamos nele como agente de um tufão no Caribe que matou milhares, um incêndio florestal que afugentou Lady Gaga de sua mansão em Malibu. Não o encaramos como um obstáculo intransponível para um projeto de vida que se inicia ao ganharmos a primeira boneca que fala *eu te amo, mamãe* quando você aperta o peito do seu corpinho de plástico.

A Associação Americana de Medicina Reprodutiva pediu a suspensão de tratamentos com embriões até a crise passar, e ninguém sabe precisar quando isso acontecerá. Mesmo a mulher que pode engravidar por métodos mais simples, como indutores de ovulação, deve considerar se não seria melhor postergar seus planos. Afinal, caso tenha uma complicação normal, como um sangramento, periga encontrar hospitais superlotados e empesteados de Covid-19.

Ter filhos sempre foi algo que desejei intensamente. Era o que eu mentalizava antes de soprar as velinhas do bolo de aniversário, na virada de um novo ano, ou nos pedidos feitos para cada nó da fitinha do senhor do Bonfim. Ser bem-sucedida no trabalho, reconhecida pela minha escrita, tudo isso é muito importante para mim. Mas me desconsertava muito mais a perspectiva de morrer sem filhos do que a de ter um texto destroçado por alguém que eu admire, embora eu projete para o mundo exterior que a segunda hipótese me abalaria mais. Empregar bem uma vírgula preenche um ego, não uma vida.

Por algum motivo, contudo, sempre achei que meu corpo fosse me deixar na mão. Minha menstruação ficou irregular já na faculdade, cheguei a passar um ano sem ovular. Quando fiz trinta anos, decidi investigar se havia algo errado comigo, assim teria tempo de remendar alguma coisa podre que pudesse habitar meu corpo. Trinta e cinco anos. É quando você atinge essa idade que os médicos começam a franzir a testa e avisar: *Veja bem, a partir daqui as coisas não são mais tão simples assim.* Parabéns! Você entrou no corte da *gravidez tardia*: foi dormir fértil e acordou um corpo problemático, com mais chances de gerar um filho com síndromes, isso se esse filho vier.

Agendei o batalhão de exames solicitados. De fato, havia algo ali: ovário policístico. Isso dificultaria uma gestação, mas fica calma que para tudo se dá um jeito, me disse o ginecologista. Foi o primeiro médico que paguei do meu bolso, sem recorrer ao plano de saúde, me custou seiscentos reais. Cheguei até ele após ouvir da astróloga Júlia que eu poderia ter um filho em breve. *Mas eu não sei se posso ter filhos*, repliquei. *Quem disse?*, ela questionou, diante do meu mapa astral. *Algo dentro de mim*, respondi. *Deixa de bobagem*, disse e me encaminhou o contato desse doutor.

Meses se passaram. O resultado do teste de sangue chegou de madrugada por e-mail: positivo. Victor e eu tínhamos pouco mais de um ano de namoro e nos conhecíamos havia menos de dois. Eu ainda tomava pílula, mas tinha pulado algumas para reajustar meu ciclo e evitar sangrar durante uma viagem de Natal com amigos. Eu *realmente* achava que não podia engravidar, então não via problema nenhum na manobra.

Contei de olhos fechados, na cama do apartamento dele, que ficava no mesmo prédio, mas num bloco diferente do meu. Ele ficou feliz, e eu fiquei feliz que ele ficou feliz. No dia seguinte fomos a um spa gastar o voucher que comprei numa promoção natalina, um pacote para casal. Era um lugar bem fino em Higienópolis, com estátuas de buda em diferentes tamanhos e mel em vez de açúcar para adoçar o chá. Transamos no ofurô de madeira com imersão de pétalas de rosa, recebemos massagens em salas vizinhas e almoçamos no jardim a refeição a que tínhamos direito, um peixe com ervas.

Um dia depois, eu embarquei para uma pauta que a editora do caderno de turismo me confiou por achar a minha cara, *você vai escrever cada linha com um sorriso de abóbora de Halloween no rosto*: nove dias num cruzeiro nudista que saía da Flórida, frequentado por aposentados. Sangrei muito no caminho para o aeroporto de Guarulhos e passei os piores dias da minha vida entre os dois mil seiscentos e dezoito passageiros do Big Nude Boat, escondendo as lágrimas sob óculos escuros numa fila com dezenas de idosos pelados e sedentos pelos mojitos de cortesia.

Cinco meses depois engravidei de novo e, até o dia do parto, ia ao banheiro com medo de achar sangue na minha calcinha. Tem dias em que ainda me perco imaginando como seria esse bebê que nunca foi. Logo concluo o óbvio, que, para ele existir, Violeta não poderia existir, e aí fica quase tudo bem.

13 de março de 2020

Hoje o governador decretou a suspensão de aulas em escolas públicas e particulares para tentar frear o avanço do vírus no estado. O efeito aqui no prédio foi instantâneo: o dia todo ouvimos a algazarra da criançada que àquela hora, num dia normal, estaria na aula. Nem sei se vale falar assim, *num dia normal*, como se houvesse uma normalidade em suspensão, esperando a humanidade prometer ser uma boa menina de agora em diante, e a hora do castigo acabar.

Reli um texto da Zadie Smith publicado em *Feel free*, um livro de ensaios dela que comprei num aeroporto anos atrás. *Há uma linguagem científica e ideológica para o que está acontecendo com o clima, mas dificilmente quaisquer palavras íntimas,* Zadie escreve sobre o aquecimento global. *Pessoas de luto tendem a usar eufemismos, assim como os culpados e os envergonhados. O eufemismo mais melancólico de todos é falar no "novo normal". Isso surpreende?*

Aqui em casa começamos a discutir como será nossa vida a três nas próximas semanas. Me sinto numa boneca russa de isolamentos, com a quarentena do parto dentro da quarentena da pandemia. A mãe do Victor passaria uns dias com a gente, para conhecer a oitava neta. Pedimos que não viesse. Ela é sexagenária, portanto do grupo de risco, e Violeta é pequerrucha demais para ficar exposta a um vírus ainda estranho à ciência em muitos aspectos. Sei que Victor ficou mal, mas não há muito o que fazer, ninguém se perdoaria se algo acontecesse, e eu não perdoaria ninguém. Também proibi meus pais de nos visitarem. A essa altura, não importa se você mora em outro estado ou a trezentos metros, distanciar-se daqueles que amamos é o novo normal. Isso surpreende?

14 de março de 2020

Senti que choraria e fui para o banho. É o lugar mais seguro para fazê-lo sem ter que dar satisfações a Victor, agora que estamos o tempo todo juntos, confinados. Foi ele quem reparou que o dedinho anelar do pé direito da Violeta estava roxo. Quando fomos ver, um fio de cabelo meu havia se enroscado nele, e por nada nesse mundo saía de lá. Victor reagiu rápido. Correu ao banheiro e voltou com uma pinça, o que a princípio parecia que não ia funcionar, mas funcionou. Como um cirurgião manipulando artérias num torso aberto, ele separou minha madeixa loira da pele fina do dedinho de Violeta, removendo-a sem deixar arranhão algum. Descubro pela internet que o acidente não é tão raro: síndrome do torniquete de cabelo, que é quando o fio se enrola num membro do bebê a ponto de cortar a circulação de sangue no local e, em casos mais drásticos, terminar em amputação.

Se Victor não estivesse aqui, seria esse o destino de Violeta? Aleijada por minha incompetência materna? É muito cansativo sentir medo a todo instante. O problema com bebês é que, quando acontece algo na categoria do garrote capilar, você até pode ficar atenta para que isso não se repita, como se tivesse recebido uma segunda chance do universo para mostrar do que é capaz. Só que a próxima falha virá como uma nova onda que você jamais antecipou e nem poderia, porque estava ocupada gastando energia para não repetir a última.

Saio do chuveiro com uma toalha enrolada no cabelo e outra no corpo. Violeta não aparenta ter qualquer memória de que quase foi vítima de um decepamento causado por uma mãe que não gosta de coques e rabos de cavalo. Quando é sua vez de chorar, é por fome. Amamento na frente da TV, vendo um especialista falar sobre as projeções para o Brasil de mortes por Covid-19 caso as pessoas não respeitem o distanciamento social que governadores propõem sem endosso do presidente. Não tenho a menor dúvida de que estamos fodidos.

15 de março de 2020

Quando eu e meus irmãos éramos pequenos, tínhamos uma tartaruga que passava horas se olhando no pufe espelhado da sala. Ninguém sabia dizer como Julie tinha chegado lá em casa, mas o fato é que um dia desapareceu sem que pudéssemos nos despedir — segundo minha mãe, levada a um rancho para ser feliz com outras tartarugas, embora corra a versão de que Julie foi vítima de um pontapé acidental do meu pai que rachou seu casco.

A carapaça das tartarugas é feita de queratina (como nossos cabelos e unhas) e tida como uma blindagem necessária para um bicho tão lerdo, que usa essa concha para recolher-se dentro de si quando acredita estar a perigo. Esta é sua função mais convencional, mas há outra razão, de natureza predatória: uma artimanha para dar o bote em presas distraídas. Até onde sei, os únicos alvos de Julie eram as folhas de alface que deixávamos pela área de serviço. Talvez a vida doméstica lhe tenha tirado o instinto de matar ou morrer do mundo selvagem.

Há anos não pensava em Julie. Lembrei dela após achar um perfil no Instagram para amantes de tartarugas. Eu estava fuxicando a vida de um colega de trabalho que segui por educação e acabei nessa esquina virtual aleatória. A imagem trazia cinco curiosidades sobre esse réptil, e a primeira delas era: *Tartarugas são criaturas solitárias; a mamãe tartaruga protege seus filhinhos por pouco tempo, depois é cada um por si.*

A cada dia que passa fica mais claro que não vamos a lugar algum por um bom tempo. Há quem fale em dois anos para a vida voltar ao normal, ou melhor, a um reflexo mais pálido do que um dia (mês passado!) encaramos como normal. Me arrepia pensar na Violeta trancafiada por tanto tempo, descobrindo uma vida pela metade, em que só mamãe, papai e os homenzinhos falantes da TV existem, que ela dê boa-noite a William Bonner e chame Ana Maria Braga de vovó. Não somos criaturas solitárias. Retrair para dentro do casulo não nos vem por instinto, nem deixar nossos filhinhos pelo caminho, cada um por si, o vírus por todos.

Achamos no Facebook este apartamento em Copacabana. Isso foi no fim de 2018, pouco depois de decidirmos vir para o Rio. Uma ex-repórter da *Folha de S.Paulo*, onde trabalho, estava se mudando para a Espanha com o marido e a filha. Gostamos bastante daqui, um três-quartos espaçoso e já mobiliado no térreo, com taco de madeira e quintal. A decoração é de bom gosto, uma mistura agradável de móveis vintage (herança da avó da proprietária) e outros com pinta de vitrine da Tok&Stok. Algumas paredes são coloridas. Um escritório, o quarto do casal e o da criança, que tem parede de papel com risquinhos verdes. Havia um berço quando chegamos, eles perguntaram se tudo bem deixá-lo ali. Não vimos sentido naquilo. Uma coisa é falar em ter filho, outra é dar um passo tão concreto a respeito. Foi em fevereiro, engravidei de Violeta em junho e paguei mil e quinhentos reais num berço igualzinho ao que dispensei.

Agora que é tudo o que temos, o apartamento não parece tão grande. Às vezes sinto que as paredes se movem lentamente, até que um dia terminem por me esmagar, como num filme de aventura em que o herói usa um chapéu ridículo de expedição. Me recrimino por pensar assim, me faz sentir muito descompromissada com meu discurso pronto sobre desigualdade social. Há famílias inteiras se espremendo em casebres de um cômodo, que direito tenho eu de choramingar se meu salário da licença-maternidade ainda cai no dia certo, se até uma adega que mantém o vinho branco a oito graus celsius, e o tinto a dezesseis, temos aqui? Victor fica bravo quando recrimino quem se lamuria por pequenas dores burguesas. Racionalmente, é difícil me achar no direito de chorar tendo a consciência de todos os privilégios que me cercam. Emocionalmente, confesso, é fácil demais.

16 de março de 2020

Quando eu estava grávida de nove meses (há três semanas), saímos em quase todos os dias do Carnaval. Victor carregava uma cadeira portátil caso eu me cansasse, o que não aconteceu. Eu até fingia, *estou mortinha da silva, deixa eu sentar um pouco, obrigada, amor*, para ele não sentir que o esforço tinha sido em vão. Todo mundo vinha elogiar minha disposição, posei para fotos como se fosse atriz de novela. Me fantasiei de Seu Boneco um dia, pus uma peruca vermelha e um badulaque na cabeça em outro e, no terceiro, fui de *Chacrinha continua balançando a pança*, como na música do Gilberto Gil. Seu nome, aliás, é bem infeliz para os dias atuais, *Aquele Abraço*. Se até um aperto de mão ressoa como uma sentença de morte, que dirá essa roleta-russa de afeto, esse tanto de tóraxes se tocando. Sorte a minha de ainda ter Violeta e Victor para abraçar, os que vivem sós nem isso têm, o mínimo de pele à disposição para não esquecer do que o toque humano é feito.

Como pudemos ser tão tapados de não perceber o que se avizinhava? A pachorra, meu deus, de se aglomerar por aí cantando marchinhas sobre pierrôs apaixonados e jardineiras tristes, como se a pandemia já não tivesse matado milhares em outros países. O negacionismo coletivo durou semanas mais. O Ricardo, um amigo nosso, é um bom exemplo. Ele voltou apenas hoje da Espanha, num voo comprado de última hora e por uma fortuna pelo tio dele. A França já fechou suas fronteiras, é razoável esperar um efeito dominó na Europa. Por dias Ricardo ignorou nosso apelo para adiantar o retorno ao Brasil antes que acabasse preso lá. Ele no início achou que não era para tanto, mas passou os últimos dias trancado no hotel, dando match no Tinder com espanholas que nunca poderia encontrar.

17 de março de 2020

Almoçamos em silêncio, acho que nenhum dos dois está a fim de falar muito hoje. Victor tem cozinhado pratos variados. Hoje fez moqueca com filé de cação comprado no delivery do Pão de Açúcar. Já não é possível encomendar pedidos para o dia seguinte, a lista de espera tem demorado uns dez dias. É o máximo de futuro que conseguimos planejar agora: sentar em frente ao computador e decidir se em duas semanas vamos querer frango desossado ou contrafilé, se basta um quilo de açúcar ou melhor levar logo dois. Outro dia, propus que aproveitássemos a promoção das companhias aéreas para garantir passagens a Brasília, onde temos o casamento de dois amigos em outubro. Ele me olhou como se eu tivesse acabado de sugerir: *Amor, por que não fazer aviõezinhos com notas de cem reais e soltá-los pela janela?*

Nos filmes, pandemias são acompanhadas de pilhas de corpos nas ruas, barricadas com fogo, saques de lojas. Certamente não na zona sul do Rio. Alguém brincou no Twitter que a distopia da nossa geração tem mais a ver com lavar as sacolinhas plásticas das compras e pendurá-las no varal. Não chegamos a tanto, mas agora ensaboo todos os pacotes com a esponja da cozinha. A verdade é que Victor anda muito paranoico. Já discutimos feio por isso. Ele está sempre vendo frestas que o vírus pode usar para se infiltrar no apartamento. Agora há pouco, fui à farmácia atrás de fraldas para recém-nascidos. Na volta, ele me fez tirar os sapatos e as roupas na área de serviço e ir direto para o banho. Depois me acusou de não ser cuidadosa o bastante com Violeta, como se eu tivesse entrado pela porta rodopiando feito a Noviça Rebelde, num redemoinho de coronavírus. Desta vez não chorei, nem de raiva.

18 de março de 2020

Angela, uma amiga minha do jornal que está quase parindo, brincou que vai torcer para que seu filho seja feio na adolescência. *É pra criar caráter, ninguém que é gato nessa fase é boa coisa*, ela diz. Duvido que vá acontecer, os dois pais são muito bonitos, mas entendo seu ponto. Sou muito feliz por ser mãe de menina. O problema com meninos é que nem saberia por onde começar a criação de um que não reproduzisse os vícios de sua espécie. Há alguns anos, li uma matéria que me impressionou muitíssimo, sobre a pesquisa de uma universidade australiana que mostrava como fetos reagiam ao estresse materno. Resumindo: quando a mãe está estressada, física ou emocionalmente, o feto masculino continua se desenvolvendo, enquanto o feminino é incapaz de fingir que nada acontece, e sua taxa de crescimento acaba reduzida. Comentei com meu namorado da época, e ele disse que nós, mulheres, estávamos sempre a inventar moda para pintar os homens como bestas-feras do machismo. Não era uma carapuça para ele, mas se serviu, serviu. Certos comportamentos não vêm de berço, vêm do ventre mesmo.

Quase todos os homens que conheço têm a autoestima muito maior do que a minha ou a das minhas amigas, o que faz com que duvidemos de nós mesmas com frequência, colocando nossas certezas em segundo plano, pois as deles nos parecem mais sólidas. Até nas coisas pequenas: outro dia, sumiu a tesourinha de unha da Violeta, e Victor me convenceu que só eu poderia tê-la perdido. Afinal, a tonta da casa sou eu. Não dá para negar que sou distraída, já escovei meus dentes com a pomada de assadura da nossa filha. Mas dessa vez estava certa de que não tinha tocado na tesoura, até porque prefiro que ele apare as unhas de Violeta, por medo de cortar fora o toco de um dedo. Ele falou com tanta segurança que não consegui bancar minhas palavras, logo estava pedindo desculpas enquanto tentava rememorar onde diabos tinha largado a tesoura. No fim, ela estava na bancada do escritório, ao lado dos óculos dele, que só riu como quem diz *ops*. Amanhã estará a me acusar de perder outras coisas por aí, o juízo, inclusive.

Homens não são como são por voluntarismo, assim como a nós não falta amor próprio por escolha. É este software cultural, que há gerações programa as fraquezas e as virtudes de cada gênero. Obviamente me refiro ao campo heteronormativo, que é de onde posso falar. Todos dizem que Violeta se parece muito comigo, os mesmos olhos grandes, o formato do nariz, até os cílios longos e a testa proeminente. Que ela espelhe minhas inseguranças, contudo, é algo que me preocupa. Troco sua fralda, a quinta do dia, e mudo sua roupa porque ela se golfou inteira. Escolho o body branco que minha amiga Gabriela deu de presente, escrito em letras de fôrma pretas *the future is female*, o futuro é feminino. Está todo encardido, a qualidade não é das melhores.

19 de março de 2020

Meninas estou, com medo de transar, quase dois meses. Me digam que não sou a única??

À tarde recebi o e-mail de um fórum para *mamães* (*papais* não são muito populares nesses ambientes). Quando descobri a gravidez, entrei em dois desses grupos, um no WhatsApp e outro no Facebook. A moda agora é compartilhar ensaios fotográficos dos recém-nascidos entre tubos de álcool em gel e minimáscaras, em álbuns virtuais que ganham nomes como *minha primeira pandemia*. Me fazem querer esfregar a cara das *mamães* no líquido amniótico. Os erros de português também não ajudam. Elas não saberiam reconhecer uma vírgula bem empregada nem se lhe enfiassem uma naquele lugar mágico onde o sol não bate, e não estou falando do quentinho do útero. Sei que tudo isso é um intelectualismo idiota da minha parte, mas também estou ciente de que, com os hormônios do puerpério girando dentro de mim feito cavalinhos de um carrossel desgovernado, tenho prerrogativa para surtar três vezes ao dia.

Não sei por que continuo perdendo tempo nessas comunidades, mas às vezes elas até que trazem tópicos curiosos, como o desta mulher aterrorizada com a ideia de transar depois de parir. Só se passaram dezoito dias desde que a cabeça da filha coroou minha vagina. Ainda me vejo na sala de parto segurando um tecido que a obstetra me fazia puxar como cabo de guerra, para me ajudar a empurrar minha filha para fora de mim. Eu gritava *não dá, ela vai me rasgar toda*, enquanto uma playlist que não sei de onde surgiu e que supostamente deveria me acalmar tocava o único hit da Banda Mais Bonita da Cidade, um sucesso da década passada que faria até o Ursinho Puff engasgar de tanta melosidade: *Meu amor, essa é a última oração...* Havia uma banheira com hidromassagem à disposição caso eu quisesse relaxar, mas a hipótese de andar até ela me estressava mais. O quarto ficava a meia-luz, com lampadazinhas no teto que davam um clima de céu estrelado. Tudo remetia a um motel barato onde os gemidos são de dor.

Uma amiga certa vez me contou que o marido pediu para não estar com ela na hora do parto. Receava nunca mais ficar de pau duro com a esposa se visse aquela cena, logo imaginava uma bala de canhão lhe atravessando o canal vaginal. Não era um cara mau, tinha perfeita noção do quão esdrúxulo soava. Mas o tesão é a medida para nossos preconceitos internalizados. Alguém que deseja ser uma pessoa melhor pode tomar decisões conscientes para combater as anomalias de seu espírito. Bem mais difícil é educar seu desejo sexual, como se fosse possível uma vagina se lubrificar ou um pênis se enrijecer a mando da consciência social. Um homem que por toda uma vida só trepou com brancas, que numa festa com vários corpos disponíveis se sente de cara atraído pelos mais claros, não vai se apaixonar por uma mulher negra apenas porque não quer ser racista.

O mesmo vale para o machismo: o marido dessa amiga é um pai presente, que divide com ela os cuidados do bebê, com a exceção óbvia da amamentação. O conceito do pai que ajuda inexiste naquele lar, não tem por que falar em *ajudar a mamãe* se criar um filho é atribuição dos dois. Ele, contudo, admitiu para si que assistir à esposa cuspir um bebê pelo meio das pernas poderia causar danos irreversíveis à sua libido. Antes manter o casamento do que inventar uma desculpa para não mais comê-la como comia antes. Torcia para que o filho fosse o homem decente que ele próprio não conseguiu ser, disse à minha amiga.

Contei essa história ao Victor, que achou engraçado (essa foi a palavra que usou) o sujeito se sentir assim. Ele não se importou de ver o cocuruto da Violeta despontando de mim, diz que uma coisa dessas jamais interferiria na nossa dinâmica sexual. Decidi tentar só cismar com isso depois. Não é fácil se sentir desejável quando vocês dois encorajam sua filhinha com gases cantando a *musiquinha do pum* na mesma cama em que a conceberam após entornar uma garrafa de vinho cada um.

20 de março de 2020

À noite, depois de colocar Violeta para dormir, Victor tirou seu pau pra fora no corredor. Ele deve ter captado, pela conversa de ontem, que a questão sexual me incomodava. Chupei-o com meus joelhos apoiados numa almofada que ele buscou na sala. Ele gozou e perguntou se poderia fazer algo por mim. Me senti lubrificada, mas não preparada, como se até as ondas de um orgasmo pudessem melindrar meu corpo em recuperação. Mas senti muito prazer em perceber que ainda provoco algo nele. Acabamos e, muito naturalmente, os dois correram para checar Violeta no quarto.

21 de março de 2020

Nossa concepção sobre olhar para o próprio umbigo se formou sem que o umbigo tivesse chance de se defender. O comum é usarmos essa construção para acusar alguém de só pensar em si, o que ninguém gosta de ouvir, mesmo se for verdade — digamos, aqueles que decidem que a quarentena não é para eles e saem pelas ruas como se fossem feitos de álcool em gel.

Outra forma possível de encarar a questão: o umbigo como reminiscência do primeiro vínculo que criamos com alguém, o cordão umbilical. Ele é uma espécie de escada rolante que conecta o feto à placenta da mãe, de onde o novo ser suga os nutrientes que precisa para saltar de uma semente de papoula, seu tamanho com quatro semanas, a uma jaca, a dimensão que alcança no final do nono mês. Essa marca da dependência absoluta que um dia tivemos, pois somos todos filhos da mãe, lhe é tesourada assim que nasce. A essa cicatriz seminal chamamos de coto umbilical, um pedacinho do cordão deixado para trás e que ficará preto de podre até cair sozinho.

Quando isso acontece, é o umbigo que sobra. Violeta ganhou hoje o seu, ainda que não tenha olhado para ele ainda. Tem quem guarde o coto necrosado num potinho. Acho meio nojento, jogo no vaso e dou descarga nessa evidência do dia em que minha filha deixou de depender exclusivamente de mim.

22 de março de 2020

Violeta Parra foi uma cantora chilena que compôs canções de protesto muito bonitas nos anos 1960. Violeta Chamorro assumiu a Presidência da Nicarágua em 1990, e isso é tudo que sei dela. Ian McEwan, um autor de quem gosto muito, tem um conto chamado "Meu livro violeta", que nunca li. *Violetas na janela* é um romance espírita que minha mãe comprou na livraria do shopping anos atrás, alegadamente narrado pelo espírito de uma tal Patrícia a uma médium que não sei como faria para dividir os direitos autorais com o lado de lá. Violeta era o nome da tia mais magra de Bela, a fada que Angélica interpretou numa novelinha infantil que passava nas manhãs da Globo, *Caça-talentos*, que eu e meus irmãos víamos antes do colégio, tomando Nescau.

Foi Victor quem sugeriu esse nome, antes mesmo de sabermos o sexo. Ele não sabe dizer de onde veio, apenas que não queria um nome muito ordinário, daqueles que se repetem duas, três vezes na chamada da escola. Eu não pensei em nenhum porque resistia a dar identidade a um feto do tamanho de uma azeitona, por medo de mais uma vez não conseguir segurar uma gravidez. Nunca falamos sobre alternativas para meninos. Mesmo com as de menina, Violeta foi a primeira menção, e paramos por aí.

Muitas mães descrevem o elo que têm com seus recém-nascidos a partir dos olhares cúmplices que trocam na amamentação.

Violeta não me encara nunca, no máximo de rabo de olho. É como se meu rosto fosse um pedágio inconveniente entre ela e minhas tetas. Sei que nada do que falo faz sentido. Com vinte dias de vida, as interações do ser humano são bem limitadas. A visão é desfocada e não vai além de um palmo de distância. Também não respondem bem a barulhos, não viram a cabeça se você estala os dedos ou bate palma. Mas tem a língua do pum. Cada flatulência da minha filha é uma sinfonia que Beethoven ressuscitaria só para escrever. Sinal de que o aparelho digestório vai bem, e de que por algumas horas ela será poupada das cólicas lancinantes que as fazem engolir ar de tanto chorar. Violeta não tem tido sorte nessa área. Ontem foi a terceira noite consecutiva em que sua barriga estufou com os gases. Dizem que os pais têm que permanecer calmos diante da situação, pois bebês são sensíveis a nervos à flor da pele. É o tipo de conselho que me irrita. Do que adianta receitar obviedades sem um tutorial para atingi-las? Seria o mesmo que enfiar alguém numa sala, anunciar que drenará o oxigênio dela e sugerir que a pessoa respire com tranquilidade se quiser ter uma chance de sair viva de lá.

Mandei um WhatsApp para a pediatra. Andrea levantou a hipótese de que meu leite fosse o culpado pela dor de Violeta. Ela talvez tenha alergia à proteína do leite de vaca. Costuma passar com o tempo. Até lá, o melhor a fazer é cortar leite e derivados da minha alimentação, soja também, para que os componentes alergênicos não sejam transmitidos na amamentação. Queijos, iogurtes, bolos, panquecas, empadão, a maioria dos pães. Os efeitos em geral são sentidos em setenta e duas horas, mas por aqui bastou um dia, hoje Violeta acordou bem menos chatinha.

Engraçado lembrar, agora, das várias vezes em que ignorei súplicas do meu corpo para não ingerir algo que me faria mal. Quando criança era a massa crua do bolo que os adultos diziam que daria dor de barriga, e sempre dava. Você cresce sem assimilar a moral da história, o garçom passa, e você estende a mão para a quinta taça de Merlot, *porque vinho de graça não se recusa nem na missa* (uma piada boba que fiz uma vez, nem católica sou). Antes, eu não ligava muito se meus prazeres viessem com juros. Tudo muda se o ágio é cobrado da minha filha. Então é isso que é a entrega da maternidade: a perspectiva de uma vida sem queijo. O bem-estar da prole prevalece sobre qualquer vontade sua. Claro que essa é a visão romântica da minha nova dieta, porque uma coisa é certa: quem inventou que biomassa de banana verde é uma boa substituta na receita do brigadeiro merece ser preso e ter a chave da cela jogada num fosso de jacarés.

Esse drama do leite teve um lado positivo, que foi me fazer parar de ruminar sobre os estragos que a pandemia causará em Violeta e também em nós, como casal e como família. Até agora, ela só conheceu rapidamente meus pais, irmãos e avô. E teve aquela vez que o entregador do iFood esqueceu de largar a comida na entrada, como sempre pedimos. Quase tive um faniquito quando abri a porta, bebê no colo, e ele lá, exalando coronavírus por todos os poros. Bati a porta com raiva. Essa crise traz à tona a pior de nós. Mas o universo não dorme no ponto, o restaurante esqueceu de enviar as batatinhas fritas que pedi. Eu queria muito aquelas batatinhas.

23 de março de 2020

Fui dormir só de calcinha e acordei de madrugada com muito frio, um frio surreal. Me enfiei em dois casacos, uma calça e uma meia. Ainda assim, mesmo com lençol e cobertor, eu tremia. De manhã, Victor viu meu estado e pegou o termômetro. Trinta e oito graus. Medimos minha temperatura algumas vezes mais, e cheguei a quase trinta e nove. A febre é o arroz de festa das doenças, aparece em quantas puder. Hoje, contudo, está todo mundo agindo como se só existisse a Covid-19. Como no áudio, provavelmente fake, da senhora aliviada ao receber a notícia de que o marido morrera de tuberculose. Achou que era Covid.

Telefonei para minha obstetra. Julia me orientou a ir monitorando a febre ao longo do dia. Deveria ir ao hospital apenas se persistisse, e também se tivesse dificuldade para respirar, dor de garganta, perda de paladar e olfato, enfim, se eu completasse uma cartela no bingo do coronavírus. Ela pediu que eu usasse máscara para amamentar e evitasse encostar na Violeta até ter certeza do que tinha de errado comigo. Chorei assim que desliguei.

Às vezes a gente se sente na obrigação de justificar por que quer ter filhos ou por que não os quer, e no primeiro caso, que é o meu, um clichê é dizer: *Não quero morrer sozinha*. Um casamento pode acabar em divórcio, aliás, cada vez mais é assim que é. Mesmo se um casal continua junto, suas partes nunca serão felizes para sempre porque, eventualmente, um dos dois morre, e o outro segue vivo por alguns ou muitos anos. Filhos são a melhor garantia para escapar a uma morte solitária. Exceto em tragédias, e um pai enterrar seu filho é sempre uma, a ordem natural é que eles sobrevivam a nós e zelem por nossa velhice, em gratidão à longa temporada em que limpamos suas barras e bundas.

Só hoje consegui ouvir um podcast do New York Times do qual muita gente falou no Twitter, um episódio já da semana passada. Me deixou pra baixo o dia todo. É uma entrevista com um médico da Itália, onde a epidemia está mais grave atualmente. Ele conta que os pacientes em seu hospital estão morrendo sós. *Tentamos ligar, todos os dias, para seus parentes. Mas preciso dizer que às vezes, no meio da confusão, ninguém lembra de telefonar. Então acontece de o filho ligar para o hospital, e a pessoa já estar morta,* ele afirma. A escalada do drama italiano, segundo o doutor, começou no dia 23 de fevereiro, o domingo de Carnaval. *Para mim, é difícil pensar em como era a vida antes disso. Ninguém pode estar preparado para algo assim, é impossível.*

Eu tinha sete anos quando Tom Jobim morreu, recordo bem da data porque as circunstâncias me marcaram. *Ele morreu dormindo, nem sentiu,* algum adulto me disse depois de assistirmos à notícia no *Jornal Nacional.* Por muito tempo desejei isso para mim, que, quando minha hora chegasse, eu fechasse os olhos e nunca mais os abrisse. Anos depois descobri que na verdade Tom teve duas paradas cardíacas, sendo que na primeira foi reavivado por médicos. Provavelmente quem mentiu para mim achou que estava me protegendo, mas saiu pela culatra, porque não criei anticorpos para o medo da morte.

Os portais estão dando que já são vinte e três diagnosticados com Covid-19 no séquito que acompanhou o presidente numa viagem para os Estados Unidos, e isso inclui o secretário de Comunicação, que aparece numa foto com Donald Trump usando o boné *Make Brazil great again,* a versão vira-lata do slogan do americano. A hipótese de que o presidente dos Estados Unidos tenha sido contaminado pela patacoada brasileira e venha a morrer, porque nem os ricos e poderosos são à prova do vírus, é de um realismo fantástico que não se vê mais nos livros.

À noite peguei o termômetro, trinta e seis ponto dois. Nenhum sinal de Covid nem de qualquer outra moléstia, aparentemente foi só uma ziquizira do corpo. Posso dormir em paz, se não acordar amanhã, vai ser só má sorte mesmo. Se serve de consolo, sozinha não vou estar.

24 de março de 2020

Já é o sétimo ou oitavo dia seguido que tem panelaço contra o presidente no país inteiro. Fiquei preocupada que Violeta acordasse com a barulheira, mas ela nem deu bola. O de hoje começou quando ele fez um pronunciamento em rede nacional e disse que, se contraísse Covid-19, teria no máximo uma *gripezinha*, por ter *histórico de atleta*. As imbecilidades presidenciais já enervam a parte da família que o apoiou de 2018 até aqui, de modo que as conversas no grupo dos Balloussier no WhatsApp andam bem mais pacíficas, resumidas à troca de memes — *Achei que o ano começaria depois do Carnaval, só não imaginei que seria o Carnaval de 2021*, alguém enviou outro dia — e de fotos da Violeta com a roupa de pelúcia de zebra que herdou da prima Daria.

Conheci Jair Bolsonaro em 2011, quando ele ainda era deputado, e eu, uma jovem repórter da *Folha de S.Paulo* que foi entrevistá-lo em Brasília. Para me convencer de que não era racista ou homofóbico, ele me contou que, nos tempos de recruta do Exército, socorreu um colega negro que se desequilibrou num exercício em que a turma precisava atravessar o rio sobre uma corda. *Agarrei o negão no fundo. Tirei ele pra fora, porque estava morrendo afogado*, disse. Depois descobriu que o rapaz era gay, e o título da matéria ficou sendo uma frase de Bolsonaro na entrevista: *Salvei o negão Celso, boiola, da morte*. Ele também revelou que foi com a mãe na Marcha da Família Com Deus pela Liberdade, em 1964, e que seu irmão mais velho, o Guido, *era o disciplinador, o capataz, pegava o fio de ferro e dava lambada nos menores*. Ilustramos a reportagem com uma foto que Bolsonaro me enviou: cercado de outros sujeitos numa quadra, todos de shortinhos e regatas, jogando basquete.

O noticiário é como uma lama pegajosa. Quando você se desgarra dela, deixa uma trilha de sujeira por onde pisa. A Rita Lee disse: *Escolhi passar apenas três horas por dia acompanhando as notícias do coronavírus, mais do que isso fico deprê.* Três horas! Acreditava que só jornalistas e aposentados de Copacabana achassem normal tanto tempo na frente da tela assistindo ao mundo acabar de pouquinho em pouquinho. Fiz as contas, só hoje foram cinco horas com a TV ligada.

Quatro anos atrás a *Folha de S.Paulo* me enviou para ser correspondente em Nova York durante a eleição americana. Quando voltei ao Brasil, trouxe para presentear amigos uma leva de bottons que comprei de um ambulante no Washington Square Park, aquele que tem um monumento parecido com o Arco do Triunfo parisiense. *Fuck 2016*, era o que estava escrito nos broches. Muita gente viu sinais apocalípticos na vitória de Donald Trump nos Estados Unidos. Um ano antes, o site Huffington Post anunciara, pouco depois de Trump se lançar à Casa Branca, que não cobriria a pré-candidatura na seção política. Sua campanha seria acompanhada por repórteres de entretenimento porque era assim que o percebiam então, um bufão que não merecia ser levado a sério. *Se você está interessado no que Donald tem a dizer, encontrará perto de nossas matérias sobre a família Kardashian*, afirmou um editorial do Huffington. Em dezembro, com Trump liderando pesquisas, a própria Arianna Huffington publicou que seu site o promoveria à editoria de política: *Não estamos mais entretidos.* Foi mais ou menos na mesma época que Bolsonaro provocou risada ao falar em ser presidente do Brasil.

Deixo na Globo para ver *Big Brother Brasil*, é dia de paredão, e eu quero ver se o Daniel, o loirinho gaúcho, será eliminado. Na quarentena até quem nunca viu um episódio de BBB tem ranço por certos participantes e paixão por outros. A pandemia interrompeu quase toda a produção televisiva, até as novelas. Os campeonatos de futebol também pararam. Os canais viraram um cemitério de novidades, com o tanto de reprises que exibem.

De atual só restaram os programas jornalísticos, dominados por notícias sobre a crise global de saúde — e o BBB. A torcida contra Daniel é grande. A teoria que prevalece na minha bolha: ele representa o grupo das pessoas que se dizem progressistas, e por isso são duplamente culpadas ao maltratarem o homem negro e gordo da casa, um ator chamado Babu, que tem esse apelido desde os tempos de escola, quando o comparavam a um babuíno.

Uma cena me marcou: Daniel conversava com outros jogadores da casa, e um deles citou o ditado *água mole em pedra dura, tanto bate até que fura*. Ficou com cara de perdido quando os colegas tentaram explicar a expressão, que não entrava em sua cabeça. *Se você tem uma goteira aqui, vai fazer um furo. Você precisa ter persistência*, disse Babu, mas nada. Daniel acabou saindo no paredão com oitenta por cento dos votos do público. O Brasil, que em 2018 votou para um idiota entrar, desta vez elegeu um para sair.

25 de março de 2020

Myrian costurou máscaras de pano para todos os filhos e genros. Minha irmã, que mora com a filha na casa dos nossos pais, ficou de deixá-las na portaria, eles estão a cinco minutos a pé de nós. Nina, contudo, está com piolhos e os passou à mãe, ficaram as duas em casa com cabelos envelopados numa toalha embebida com remédio caseiro. Não há urgência, não temos planos de passear tão cedo. Eu e Victor temos brigado muito por causa da faxina, que dividimos agora que a diarista não vem uma vez por semana. Ele sempre aponta como sou relapsa para tarefas domésticas, faço-as de qualquer jeito, afirma. Digamos, embrulho num bolinho o lençol de elástico da nossa cama e soco-o no armário em vez de dobrá-lo direito (não é verdade). O mesmo tipo de acusação se repete no trato com Violeta. Nosso acordo é: eu amamento, Victor limpa a bunda. Se vou eu excepcionalmente trocar a fralda, ele fica do lado esperando qualquer brecha para me criticar, o que me deixa muito nervosa e me faz esquecer de tascar a pomada para assadura nas dobrinhas da coxa dela. Nossa filha está um colosso, já ganhou quase um quilo, o dobro da média dos bebês no período.

Conversei com Gabriela à noite, jornalista como eu e quase todos os nossos amigos. Falamos sobre as questões de sempre: as inseguranças femininas. *Cara, olha que sintonia. Tava real pensando nisso. Tô tendo muita dificuldade em entrevistar epidemiologista mulher, qualquer especialista mulher,* ela disse. O que acontece: para dar uma opinião, elas geralmente querem ler tudo antes, como os estudos que baseiam uma reportagem, por exemplo. *Ou seja,* continuou Gabriela, *em geral não se sentem confortáveis em sair por aí despejando generalidades sobre uma pandemia. Não querem comentar um dado que não conhecem a fundo.* Em alguns casos, as mestres e as doutoras preferem indicar o trabalho de um colega homem. *E eles costumam atender de pronto! Ainda que não tenham familiaridade com o tema. Vão lá dar sua grande opinião. Enfim, fiquei pensativa sobre isso.* Ficamos as duas.

26 de março de 2020

Ao menos uma vez por dia Violeta estica os braços para os lados, um gesto ligeiro e dramático, parece um maestro regendo Mozart. Chama-se Reflexo de Moro, Moro como o ex-juiz que aceitou ser ministro de Bolsonaro e hoje anda às turras com o presidente. São movimentos involuntários do corpo do bebê, comuns em seus primeiros três meses. Os músculos dos braços são ativados por um sistema nervoso ainda subdesenvolvido quando o recém-nascido se sente desprotegido. Acontece quando se assusta com um ruído forte, ou quando acha que perdeu o equilíbrio, como aquela sensação de queda livre que vez ou outra nos vem já adultos. O bebê, então, esbugalha os olhos como o coiote do desenho animado ao perceber que foi tapeado mais uma vez. Ato contínuo, tateia o ar à procura das paredes do útero, seu refúgio antes de o despejarem para o mundo sem a cortesia de lhe perguntar o que acha da ideia. *Obrigado pela consideração, mas prefiro continuar onde estou*, talvez respondessem alguns.

O útero seria, de fato, um dos lugares mais seguros contra a Covid-19. Não há relatos de transmissão do vírus pela placenta, na verdade, o que há é justamente o contágio se dando nos primeiros minutos de vida da criança, contaminada pela mãe ou por alguém da equipe médica. Deve ser horrível, chegar num mundo onde nunca se pediu para estar e já levar uma paulada dessas.

São tantas as coisas que me fazem perder o chão no puerpério, me deixam com a sensação de ser uma figurante da maternidade, chamada às pressas porque a titular do papel comeu um bolinho de bacalhau que não lhe caiu bem. Mas hoje quero falar das pequenas vitórias, para não ficar a impressão de que elas não existem. Victor e eu estamos num ótimo dia, mais próximos do casal que projetamos para o mundo: sempre alegres e arrumando algo novo para aprontar. Ele assou uma pizza com uma massa que sovou no balcão da cozinha e um molho que preparou com tomates frescos, a minha metade sem queijo. A louça ficou comigo, e depois passamos bastante tempo em frente à TV, mas quase nenhum assistindo a notícias. Vimos trechos de dois filmes antigos do Jim Carrey, *Débi e Lóide* e *O Máscara*, o programa de culinária da Rita Lobo e um episódio da série sobre o assassinato de Marielle Franco. Violeta despertou sobressaltada na hora da simulação dos tiros que mataram a vereadora, seus braços se abriram feito o Cristo Redentor, o Reflexo de Moro em ação. Estávamos lá para que ela não sentisse que caía sem ter em quem se segurar.

27 de março de 2020

Estávamos os três deitados no sofá cinza da sala, que é bem grande. Eu exibia Violeta para minha irmã pela tela do celular, a única forma de comunicação com o mundo exterior que praticamos nas últimas semanas. Victor tentou um ângulo melhor segurando o aparelho um palmo acima dela, que dormia estirada em seu peito, só que o celular escorregou de sua mão e caiu no rosto de Violeta. Ela acordou urrando, não sei se de susto ou de dor, o mais provável é que ambos. Nós dois nos levantamos num pulo, eu já pensando o pior. No fim, depois de apalparmos cada milímetro da face dela atrás de hematomas e miniossos quebrados (estava tudo bem), represei o choro de Violeta dando o peito. É sempre uma tática eficiente, embora às vezes sua vontade de chorar seja tão grande que me sinto tapando com chiclete uma barragem prestes a romper.

Preciso ser sincera e confessar que tirei certo regozijo do episódio. Não pela agonia de minha filha, que olhava para nós com decepção, como quem espera mais de alguém. No entanto, não ter sido minha a mão que derrubou o celular me trouxe alguma paz de espírito. Não me orgulho do que vou dizer, só que eu precisava disso para deixar de me cobrar tanto, como se todos os nossos erros que podem penalizar Violeta no futuro estejam na minha conta. Não quero que a construção da minha autoestima dependa das falhas de Victor como pai. Não está certo isso, é como ganhar um jogo trapaceando. Todo o lance do amor-próprio consiste em acreditar que você é capaz, não em se consolar com a descoberta de que o outro é tão incapaz quanto.

Passei nervoso o dia inteiro, pesquisando na internet coisas como *celular caiu na cara do bebê, ele pode morrer?*, aflita com a possibilidade de Violeta ter concussão (!), hemorragia interna (!!!) ou outras complicações ocultas. Num outro contexto, eu já teria enchido o saco do Victor para levá-la à emergência. Com a pandemia, porém, só se vai ao hospital para ocorrências realmente graves, *doutor, hoje no banho reparei que nasceu uma orelha na minha bunda*, mesmo assim se pensa duas vezes antes. Uma orelha a mais, ao contrário do coronavírus, não vai matar ninguém.

28 de março de 2020

Outro tópico que faz muito sucesso em grupos de mães: a teoria da exterogestação. Ela diz, basicamente, que o ser humano que completa o ciclo dos nove meses no ventre de sua progenitora ainda assim é uma obra inacabada. A gravidez dura doze meses, e os três finais acontecem fora da barriga. A transição ajuda a fortalecer o vínculo pós-parto entre mãe e filho e explica por que vários sistemas do recém-nascido, como o nervoso e o digestório, precisam deste primeiro trimestre para ficar no ponto.

A natureza deve ter seus motivos para fazer um animal sofrer até para evacuar, ato banal a todos nós, mas que provoca cólicas tenebrosas em vários bebês. O processo seria menos dolorido se apenas deixassem o feto em paz no útero até seu corpo estar pronto para digerir as primeiras das muitas merdas que fará na vida. Violeta se contorce toda na hora do cocô, joga as mãos ao alto como se fosse um assalto, a cintura se remexe num bambolê imaginário, e os grunhidos lembram os de um halterofilista levantando halteres particularmente pesados. Não dá para não achar graça, parece que está dançando "La Bamba".

O parto não é um processo violento só para as mulheres. Na barriga, o feto está sempre quentinho, em constante movimento (flutua no líquido amniótico como um astronauta no espaço), alimentado sem pausas pela placenta e acostumado a barulhos ininterruptos, que são o batimento cardíaco e os movimentos intestinais da mãe. Até às nossas fezes eles se afeiçoam. Um belo dia, expulsam-no de lá à revelia e pedem que amadureça na marra. Nós que temos décadas de serviços prestados à existência sabemos o que isso significa: aprender que suas vontades não são atendidas quando você assim o deseja, isso quando são atendidas. Mas a insubordinação da vida aos nossos quereres é uma cruel carta de boas-vindas para eles. Para amenizar o choque da chegada, o filho pode se transformar num piercing de mamilo no seio da mãe, dali retira não só o leite que o nutre, também consegue escutar a frequência cardíaca dela. Não sei se Violeta percebe que tenho coração. Gosta bastante de mamar, mas parece mais independente do que outros bebês que conheço. Tem quem reclame do filho ficar até doze horas diárias agarrado no peito, a minha nunca passou de cinco.

É o tipo de comparação que não devo perseguir, sei bem, mas sinto que os hormônios do puerpério vão me vencer pelo cansaço. Não poder conversar com algum amigo olho no olho é péssimo, tem coisas que só se fala depois da terceira hora de amenidades, a segunda garrafa de vinho na mesa. *Anna, te conheço. Que que tá pegando? Para com isso, óbvio que sua filha te ama. Eu, hein, olha as ideias erradas.* Mas são tempos de exceção, Victor e Violeta são tudo o que tenho agora, e os amo mais do que tudo na vida, mas trago em mim sentimentos tóxicos que um marido e uma criança de um mês jamais entenderiam, pelo contrário, até se ofenderiam que eu pense assim.

Antes, me imaginava criando uma mulher forte, que não se diminui para agradar alguém. Agora me vejo cobiçando a carência da filha alheia e acho isso muito feio. Escuto tanta gente dizendo que Violeta é a minha cara. Se é para ser assim, prefiro que Violeta puxe de mim só o nariz, a boca, os cílios, não a essência medrosa.

Victor sempre dorme antes de mim, mesmo cuidando de uma recém-nascida o sono não me vem sem esforço, apesar de me sentir fisicamente esgotada. No escritório, abro o computador e vejo as capas dos jornais do dia. A maioria destaca o início das inscrições para ganhar o auxílio emergencial do governo, de seiscentos reais. Já o *Meia Hora* põe na manchete a transferência de Ronaldinho Gaúcho, detido há mais de um mês no Paraguai após usar passaporte falso para entrar no país, à prisão domiciliar, que será cumprida num hotel de luxo: *Cê tá bolado com a quarentena? Coronaldinho pagou milhões para ficar preso em casa.* Eu também, devo dizer, tô bolada com a quarentena.

29 de março de 2020

Fui estender as roupas da Violeta e encontrei o varal tomado por saquinhos presos por pregadores de plástico colorido. Dentro dele estavam ingredientes para a granola caseira que gosto de fazer e que encomendamos num armazém desses que vendem produtos a granel: duzentos gramas de amêndoa torrada, cem de semente de girassol descascada, quinhentos de aveia, cinquenta de uva-passa. Antes de trazê-los para a cozinha, Victor borrifou álcool 70 e passou um pano em cada trouxinha plástica. Agora estão na área, como apelidamos o processo, *descorongando.*

Violeta desenvolveu a mania de olhar para um canto do quarto, que é o mesmo em que minha vó estava no sonho que tive com ela duas semanas atrás. Levo-a para o quarto, e ela faz de novo, está fixada, não desvia o olhar nem quando o pai derruba o frasco de álcool na cozinha, um barulhão. Por via das dúvidas, peço licença a Marisa, preciso que saia da frente para eu pegar na gaveta uma roupa que proteja minha filha do vento que gela o apartamento de repente. É outono, mas é Rio. Tanto frio não é normal.

30 de março de 2020

Uma lista de quem Violeta já teria conhecido se não fosse pelo coronavírus: Lázara, a avó materna, que nos enviou pelo correio os sequilhos de limão que fez porque está sem previsão de entregá--los pessoalmente; todos os tios e primos por parte de pai, entre eles os gêmeos Mariah e Vicente, um ano e meio, que veem Violeta pela tela do celular e gritam *nenê, nenê!*; todos os membros do Guadalupe, um grupo de WhatsApp com amigos que tem esse nome porque Juliana, quando contei da minha gravidez, encasquetou que Violeta deveria se chamar assim, para ser dramática como uma novela mexicana; Ana Claudia, a diarista que me mandou uma mensagem pedindo que eu me cuidasse e cuidasse da minha bebezinha porque onde ela mora tem muita gente morrendo por Covid-19; Bianca, minha amiga mais antiga, a quem conheci na escola usando o boné do Cavaleiros do Zodíaco que o Bob's vendia nos anos 1990; meu avô, que duas semanas antes de Violeta nascer me trouxe quinoa (pela proteína), creme de espinafre (tem ferro) e entrecôte (é gostoso) em quantidades industriais, congelados em cumbucas que nunca devolvi, para que eu nunca mais almoçasse sucrilhos com leite por preguiça de cozinhar. Arnaldo se ofereceu para voltar na semana seguinte, estava preocupado com minha alimentação. Quando balbuciei algo sobre não querer dar trabalho, ele disse: após morrer a mulher que amou por seis décadas, precisava se sentir útil para se sentir vivo. Acabou não vindo porque era Carnaval, depois foi a hora de parir minha filha, e então a pandemia nos afastou a todos, até quando ninguém sabe.

31 de março de 2020

Tenho poucas memórias políticas antes da chegada de Lula ao poder, um dia antes do meu aniversário de dezesseis anos, sou de 2 de janeiro. Lembro da minha mãe dizendo que sairia de preto para protestar contra o homem mau de Brasília, eu tinha cinco anos e o ano era 1992. Lembro de quando trocamos de dinheiro, e a moeda passou a se chamar Real. Meu pai me deu uma nota de um real, bem verdinha e com cheiro de nova. Achei vantajoso trocá-la por três moedas de dez centavos com Octavio, meu irmão dois anos mais velho. Teve o plebiscito para o Brasil decidir se queria o retorno da monarquia, mas desse só lembro porque Octavio doou por telefone uma pequena fortuna à causa monarquista, achava divertida a ideia de um rei. Lembro de quando o país elegeu um novo presidente, o éfe-agá-cê, que era muito sacaneado pelo *Casseta e Planeta* por falar difícil. Na TV cantavam *levanta a mão, levanta a mão, Fernando Henrique é um Brasil que vai vencer*, e eu lembro de um tio zombar do Lula porque ele tinha um dedo a menos na mão, o que me impressionou um bocado. Quando Lula ganhou, em 2002, eu já sabia que queria fazer jornalismo no vestibular e já tinha perdido a virgindade com um rapaz de vinte e poucos anos que conheci num bar em Ipanema que eu frequentava com as amigas do colégio, lá elas iam de chope, e eu de *maracujá contente*, um drinque com vodca e leite condensado. Empório 37, meus pais também frequentavam quando eram jovens, mas não tão jovens quanto eu era então. Mas até então me interessava pouco por política.

Se há quatro anos me perguntassem, se perguntassem mesmo aos analistas políticos mais sagazes, *onde é que vamos parar*, nem nos cenários mais pessimistas seria aqui. O PT durou bastante, a maior parte da minha vida adulta, até que derrubaram Dilma Rousseff. Não vou entrar no mérito se o impeachment dela foi golpe ou não (mas foi), me atenho a observar que tudo degringolou muito rápido de lá para cá, com um presidente que disse o seguinte sobre o dia de hoje: *É o dia da liberdade*. Bolsonaro se referia ao aniversário de cinquenta e seis anos da ditadura militar brasileira. Não é surpresa alguma que o faça, ele é há décadas cheerleader do golpe de 64.

O que surpreende é que esse senhor seja quem agora chamamos de *excelentíssimo senhor presidente da República*.

Violeta acabou de mamar e está com aquela cara de pileque que recém-nascidos fazem quando se dão por satisfeitos. Usa meu peito esquerdo de travesseiro, e desta posição me olha fixamente enquanto o pai se faz uma tapioca de chocolate com coco ralado na cozinha. Quando esta quarentena terminar, aí poderemos falar em *dia da liberdade*, só temo que mais uma vez seja inevitável deixar uma pilha de corpos pelo caminho. Violeta lerá sobre hoje na aula de história do colégio, nos ouvirá falar a respeito nos almoços em família, mas aí todas as mortes já serão uma questão de estatística, vultos que um dia tiveram rosto, hoje já não têm mais.

1º de abril de 2020

[15:29, 01/04/2020] Juliana: e um amigo que furou a quarentena pra transar
[15:29, 01/04/2020] Juliana: transou tanto
[15:29, 01/04/2020] Juliana: que sentiu dores no corpo depois
[15:29, 01/04/2020] Juliana: e achou que tivesse com Covid
[15:30, 01/04/2020] Juliana: kkkkkk
[15:30, 01/04/2020] Mauricio: hahahaha
[15:31, 01/04/2020] Mauricio: que história linda

Checo meu tempo de uso de celular, quase oito horas só hoje. Violeta ainda está na fase em que dorme vinte horas por dia, mama por outras três, chora uns cinquenta minutos, e aproveito os dez minutos que sobram para gravar vídeos dela e dispará-los a amigos e parentes, mas só à la carte. Pediu, levou. Me policio para não virar uma daquelas mães que postam dezessete variações de seu bebê vestido de zebrinha de pelúcia. Como se apreciar seu neném fosse uma das atividades essenciais durante a pandemia, junto com supermercados, hospitais, farmácias, panelaços contra o presidente e discussões sobre a louça com o cônjuge. Também não pressuponho que o mundo parou para Violeta nascer. As pessoas continuam transando ou reclamando que não têm transado, às vezes transam tanto que têm dores no corpo e deduzem que estão com Covid-19. Faço o esforço de perguntar como meus amigos vão, ouvir o que os inquieta, não transformar nossas interações num monólogo sobre o cocô que vazou pela fralda e manchou a calça com o coração bordado na altura do bumbum.

Uma amiga minha pegou ontem o resultado do exame: positivo. Estava apavorada porque contraiu Covid e passou a semana sentindo que se afogaria no meio de sua quitinete em Pinheiros, tamanha a falta de ar. É jovem, saudável e aplicou álcool em gel até na sola do sapato quando precisou sair de casa, uma vez, para comprar queijo grana padano para o risoto que aprendeu a fazer no YouTube, e duas outras para passear com o cachorro da vizinha octogenária.

Ela mora sozinha e veio confessar, só depois de duas horas de conversa, que não aguentou, furou a quarentena uma quarta vez, para encontrar um amigo que vive a duas quadras. Está convencida de que pegou a doença do porteiro do prédio dele, pode jurar que o viu abafar a tosse na camisa antes de abrir a porta. No dia sentiu que não tinha escolha a não ser contar com a sorte, argumentou que na faixa etária dela morre-se mais de tédio do que de coronavírus, não aguentava mais conviver com os diabinhos que nos corroem a sanidade, chamou-os de cupins emocionais. A pandemia a fez ficar deprimida com tudo o que anda acontecendo e com tudo o que já acontecia antes, mas que ela ia deixando para lá. Só nesta semana outros dois amigos contaram que cederam aos antidepressivos, e olha que nas redes sociais parecem tão plenos, com seus mantras de ioga e seus pães assados em casa. A solidão é como um caleidoscópio que, em vez de multiplicar vidrinhos coloridos, potencializa dores igualmente cortantes, porém menos belas. Violeta, nesse sentido, é a melhor coisa que nos aconteceu, Victor e eu sempre repetimos isso: os dias nunca se esvaziam com ela ao lado, sou capaz de passar horas admirando este serzinho que aparenta se divertir à beça neste novo mundo, apesar do vírus, apesar de mim.

2 de abril de 2020

Morro de medo de cair no sono enquanto amamento de madrugada, de minha filha escapulir dos meus braços e dar de cara com o chão. Ontem tomei chá preto o suficiente para ficar acordada até a Covid-20, mas não adiantou muito. Fechei os olhos involuntariamente, a sensação era a de terem amarrado duas pedras neles, como fazem os assassinos com os corpos que querem dar sumiço no rio, para que afundem de vez. Arregalei-os segundos depois, a boca de Violeta fora do meu mamilo, ela desesperada tentando acoplar de novo. Deve ser o mesmo pânico de quem acorda de sobressalto após dormir ao volante. Não sei, nunca tirei carteira de habilitação, a única vez que dirigi foi no estacionamento do Inhotim, sob supervisão do Victor, uma daquelas pequenas aventuras que a gente embarca quando começa a se apaixonar.

Nunca tive problema para ficar desperta, meu drama sempre foi a insônia. Puxei isso do meu pai. Minha mãe toma desde sempre Gardenal, um tarja preta que a chapa na cama até perto do meio dia, então era dele a tarefa de acordar os filhos para as aulas da manhã. André varava a madrugada vendo filmes baratos de suspense que alugava na videolocadora da rua da Assembleia, que fechou na década passada para virar lan house e hoje é uma barbearia que oferece aos clientes cerveja artesanal com o nome da filha do dono, não lembro se Olívia ou Gaia. Por volta das seis e meia da manhã, ele nos sacudia para fora da cama e, enquanto comíamos pão com geleia e presunto, assistia ao programa do Barney, protagonizado por um homem fantasiado de dinossauro roxo que liderava brincadeiras educativas. A gente já era velho para esse tipo de entretenimento, não tenho dúvida de que a audiência de Barney se resumia a uma penca de crianças pequenas, um punhado de jovens maconhados e meu pai.

Fiz trinta e três anos em janeiro, Victor completa trinta e um daqui a seis dias. Meus pais adoram sublinhar como, antes dos trinta, já tinham a vida resolvida, com casa própria (o apartamento em Santa Teresa) e quatro filhos (Myrian) ou três filhos e um enteado (André). Eu diria que noventa por cento do nosso círculo de amizade vive de aluguel, um ou outro mora em algum apartamento da família rica, daquelas com imóveis espalhados pela cidade como num tabuleiro do Banco Imobiliário. Fora minha prima Joana, que pariu na França e lá ficou, dos amigos próximos nenhum gerou uma vida. Isso para os homens é um ponto mais pacífico do que para as mulheres. Muitas se afligem com o marco dos quarenta anos, quando a chance de dar à luz uma criança despenca feito fruto maduro da árvore, já a fertilidade masculina possui até três décadas a mais de sobrevida.

Para além das várias questões geracionais embutidas aí, quero só dizer que Victor e eu nos tornamos pai e mãe sem poder compartilhar com nossa turma as palpitações típicas do ofício. As referências de paternidade acabam vindo da família, e o conflito de gerações é inevitável. Exemplo. Meus pais são de uma época em que não se via mal em dar papinhas industrializadas a seus bebês, cresci achando que aqueles potinhos da Nestlé eram a única comida de neném possível, servia-a de colherinha para minhas bonecas. Hoje, se faço um discurso sobre minha filha não comer açúcar enquanto eu puder evitar, e que as primeiras refeições serão produzidas em casa com frutas, verduras e legumes orgânicos, eles riem para mim e piscam um para o outro, dizendo sem palavras que a vida ainda terá muito a me ensinar. Talvez tenha, já não sei de mais nada. Preciso de uma noite bem dormida para refletir a respeito.

3 de abril de 2020

Há um ano, coloquei uma hot pants prateada (uma calçola de vó que cobre o umbigo, só que três vezes mais cara), um sutiã purpurinado e uma peruca Chanel azul, peguei um bambolê que tinha em casa e fui para o Boitolo, meu bloco preferido há vários Carnavais. Victor estava de peruca e camisa rosas, um short jeans meu e meia arrastão, pintou também a boca com o batom vermelho que levei na pochete de lantejoulas. Tomamos cerveja, sacolé de cachaça e manga e um pouco de MD misturado na água. Combinamos de dar beijo triplo, essas coisas que casais monogâmicos fazem vez ou outra para apimentar a relação. Escolhemos duas garotas que nos atraíram, e pedi que Victor tomasse a iniciativa, pois sempre acho que levarei um fora, ele sempre tem certeza de que todas estão no papo. As duas estavam, e a gente no papo delas. A segunda era bem bonita, cabelo curtinho e rosto perfeito. Victor foi até ela, me apontou, e segundos depois estávamos os três brincando de trava-língua nas bocas uns dos outros.

Senti ciúmes depois. Sempre encanei com padrão de beleza. Quando uma amiga sofre por não se considerar parte dele, falo que é bobagem. Quando a bronca é comigo, o que posso dizer? Se você vier com o papo de que *toda mulher é linda a seu jeito*, serei a primeira a aplaudir, mas a Anna que sobrava quando as festinhas de escola tocavam música lenta e os meninos se aproximavam para tirar as meninas pra dançar, ah, meu amigo: essa Anna vai rir na sua cara, e você vai ficar sem graça de apontar o fiapo de coxinha de galinha preso no aparelho de dente dela.

É claro que há gosto para tudo, mas também é evidente que umas unanimidades são menos burras do que outras. No caso da garota que beijamos, era indiscutível que em qualquer enquete ela daria um pau em mim no quesito beleza. Pois bem, seguimos com o bloco até a Lapa, onde subi num caminhão de gelo com a caçamba aberta, eu e minha amiga Juliana, fantasiada de Hebe Camargo. Puxamos um coro com músicas do Queen. Andamos mais um pouco com o cortejo, até que fiquei triste de repente, por concluir que Victor preferiria a garota do cabelo curto a mim se nenhum dos três se conhecesse, e ele avistasse as duas no Carnaval. Que o efeito do MD estivesse passando, como tantas meras coincidências, não vale a menção.

Parte dos músicos do Boitolo formou uma dissidência que subiu uma ladeira que dava no Outeiro da Glória, uma das igrejas mais bonitas do Rio de Janeiro. A Sâmia, uma ex-colega da *Folha de S.Paulo*, estava com uma fantasia de karaokê, o microfone era de verdade. Victor, que tem uma voz tão grandiosa quanto sua autoestima, pegou-o emprestado e cantou marchinhas com ele. Então pediu que abrissem uma roda, me chamou para o meio dela e perguntou: *Anna, quer casar comigo?* Eu disse *sim* por fora e *você tá me zoando?* por dentro. Estava falando sério, beijamos envoltos pelo bambolê e pela algazarra do público. Parecia questão de tempo até a proposta surgir, já estávamos morando juntos, mas eu jamais a faria: achava que levaria um fora, ele tinha certeza de que eu estava no papo.

Exatamente um ano depois, Victor preparou um bolo para celebrarmos o primeiro mês de vida da nossa filha, um *naked cake* com metade do recheio de doce de leite (para ele), metade de glacê (ainda estou sem poder comer leite). Amigos e família acompanharam tudo pelo Zoom, o aplicativo de videoconferência que fez seu criador ficar quatro bilhões de dólares mais rico na pandemia. *Isso é tão Black Mirror, que loucura*, meu marido disse, evocando a série que faz muito sucesso com seus enredos distópicos. Temos uma filha e uma vida pela frente. Ainda assim, às vezes me pego pensando: se ele pode ter a gatinha do rosto perfeito, por que perder tempo comigo?

4 de abril de 2020

Escrevo sobre religião há alguns anos, minha especialidade são os evangélicos. A maior parte da minha vida escolar foi numa escola metodista, embora na época isso não viesse ao caso, meus pais só nos matricularam lá porque era um dos colégios particulares mais baratos da zona sul carioca. Havia uma pastora chamada Glauce, acho que do conselho pedagógico, ela tinha mullets e cantava uma letra que começava assim: *Deus está em ti, aleluia, tão certo quanto o ar que eu respiro.* A gente não podia dar nem receber saquinhos de São Cosme e Damião dentro da escola, só do lado de fora. Protestantes não acreditavam em santos, mesmo se por causa deles as crianças ganhassem doces.

Voltei a ter maior contato com evangélicos em 2010, quando saí do programa de trainee da *Folha de S.Paulo* direto para a editoria de política do jornal, ano de eleição. Ainda não se falava para valer em polarização, e ninguém excluía amigo por discordar de sua opinião política. A internet, assim como aqueles tempos, era mais ingênua. Na propaganda eleitoral, víamos Ronaldo Esper, o estilista detido por roubar vasos de um cemitério e que agora pleiteava uma cadeira no Parlamento, quebrar um recipiente e lançar para a câmera: *Quem disse que vaso ruim não quebra?* O palhaço Tiririca saiu daquele pleito como o deputado federal mais votado da história, embalado pelo mote *pior que tá, não fica.* Ficaria, e muito, mas naquele momento não podíamos imaginar.

O bullying virtual se manifestava em manchetes satíricas como *Polícia encontra pacote com quinhentas folhas de papel A4 em comitê de Dilma*, isso porque José Serra, o presidenciável tucano, se deixou fotografar com um gelo na cabeça após ser atingido durante um ato de campanha; agiu como se fosse uma bigorna o que vídeos mostravam ser apenas uma bolinha de papel. No fim, o *Jornal Nacional* chamou o perito Ricardo Molina, que concluiu: *Serra, de fato, foi alvo de um objeto com a aparência de um rolo de adesivo e, em momento anterior, por uma bola de papel.*

Eu era uma foca, apelido designado aos calouros de uma redação, que só querem chegar ao fim do dia sem cometer alguma presepada, digamos, suprimir o *v* do deputado Carvalho na legenda da página oito. A editora era a Vera Magalhães, que me confiou a missão de frequentar o máximo de cultos e missas que desse para descobrir se pastores e padres falavam mal da petista Dilma Rousseff. Fortalecidos naquela eleição, líderes religiosos cobravam dos candidatos uma posição sobre o aborto. Miravam em Dilma. Três anos antes, afinal, ela declarara: *Acho que tem de haver a descriminalização do aborto. No Brasil, é um absurdo que não haja, até porque nós sabemos em que condições as mulheres recorrem ao aborto.*

Nessa manhã, voltando da farmácia, encontrei um pastor pregando na rua, sua voz abafada pela máscara trombeteava o fim do mundo. Cheguei em casa, lavei as mãos, tirei toda a roupa, deixe-as na área, tomei banho e, quando enfim me considerei segura do vírus, peguei meu celular e borrifei álcool isopropílico nele. Coloquei minha senha, havia uma mensagem do pastor Pedrão, com quem gosto de tirar dúvidas teológicas.

Desde a vinda de Jesus, nunca as igrejas fecharam em todos os lugares do mundo, isso sim foi assustador, ele tinha escrito. *Muitos pastores acharam normal, mas achei sinistro.* Pedrão lembra que um dos quatro cavaleiros do Apocalipse, como descrito pelo evangelista João no último livro da Bíblia, era a Peste.

Ele ainda não era evangélico quando participou de No Limite, o primeiro reality show da Globo, em que os participantes eram testados em provas absurdas, como a de comer comidas exóticas, duas delas: olho de cabra e ovo galado, com um feto de galo dentro. Depois se converteu, e hoje diz que lidera uma *igreja para quem não gosta de igreja*, também diz que tudo bem tomar vinho de vez em quando, porque *Jesus não transformou água em Coca Zero*. Em 2019, casou o deputado Eduardo Bolsonaro com a psicóloga Heloísa Wolf, e no altar parafraseou o pai do noivo: *Deus acima de tudo, e, hoje, Heloísa e Eduardo acima de todos*. Foi por isso que conheci o pastor Pedrão, para escrever uma reportagem sobre o dia.

Em grego, Apocalipse quer dizer *revelação*. Para cristãos será o dia do juízo final, quando Deus despachará os maus para o inferno, e os bons para o paraíso. *É inevitável não associar uma pandemia como esta com algo característico do Apocalipse*, me diz Pedrão. *Jesus alertou que o fim dos tempos seria marcado por fatos que geram impactos na humanidade. Máscaras, pânico, medo, depressão, ansiedade. Nunca em tempo algum todas as igrejas de Cristo tiveram suas portas fechadas. Seria um sinal? Vimos o mundo de joelhos, do país mais rico ao mais pobre, do maior cientista à pessoa mais simples, todos se curvaram à Covid-19. Sem dúvida Jesus está preparando sua volta.*

Respondo com um emoji, o da carinha boquiaberta e assustada, estou muito cansada para elaborar uma resposta. Máscara, pânico, medo, depressão, ansiedade. Entendo seu ponto.

5 de abril de 2020

Acordei com o lençol empapado, não sei dizer se de suor ou de leite derramado. Às vezes meu peito vaza, aí improviso uma almofadinha de algodão sob o sutiã. A vida de uma puérpera é tão atraente quanto boletos do fim do mês. Ontem eu gozei, Victor me pegou de surpresa no escritório e me estimulou com as mãos. Na hora me deixei levar, sou boa nisso, em pôr de castigo minhas inseguranças quando estou excitada. Depois, fiquei me perguntando se ele não fez isso por pena, já que eu tinha comentado por alto que não andava me sentindo lá essas coisas. Já perdi os quilos da gestação e mais um pouco, mas ainda estou um pouco inchada na altura do útero. Outro dia saí na rua, para a farmácia, e me senti idiota, porque achei que uma ocasião especial dessas merecia batom, só esqueci que a máscara ia por cima. Minha virilha está que nem aqueles matagais que se apoderaram de fortalezas maias engolidas pela natureza. Quando a quarentena acabar, os institutos de depilação serão a segunda maior fonte de desmatamento no Brasil, pode anotar.

6 de abril de 2020

Em se tratando d'O Casal Progressista, quando chega a fase de ter filhos, o discurso está afinado. Não se fala mais no homem que ajuda em casa, porque a gente só ajuda uma pessoa quando o dever é todo dela. O pai tem que dividir a criação da prole e ponto, preparar purê de cenoura orgânica e saber dizer se o filho vai bem só de olhar para a cor de seu cocô (a aparência dos primeiros da vida vai oscilar entre mostarda dijon e molho pesto, não se assuste). E sem esperar uma medalha por isso, ele não fez nada de especial. Ninguém nunca pensou em fixar uma foto da mulher na parede, embaixo a inscrição *funcionária do mês*, só porque ela cuidou dos filhos e teve a decência de enrijecer duas nádegas com pilates holístico entre um mamá e outro. Pelo contrário, a gente sempre entendeu assim: *não fez mais do que sua obrigação*.

O lance é que, mesmo na gangue dos machos desconstruídos, é fácil sucumbir aos vícios dos que vieram antes e deixar o peso maior cair sobre ombros femininos. As leis brasileiras, inclusive, colaboram para isso: homens têm licença-paternidade de dias, as mulheres pausam a carreira por pelo menos quatro meses. Aos poucos vai se naturalizando na cabeça masculina a distinção entre o *trabalho de verdade*, que é o que ele faz e por isso merece sossego, cerveja e boquete quando chega exausto, e ficar em casa de camisola o dia todo, cantando *atirei o pau no gato* para ver se o pirralho dorme.

Há uma reviravolta nessa trama, que é quando o homem é pai na íntegra. Brigamos muito, cada vez mais durante a pandemia, mas aqui não há reparo a fazer: Victor é dessa laia. Ele sabe a porção exata do sabão de coco para lavar as roupas da Violeta e fica bravo se eu erro a dose. Escolheu o casaquinho rosa de poá e o combinou com a calça azul-marinho para a primeira consulta na pediatra, por mim tanto fazia. Está sempre descobrindo novas modalidades de colo para acalentar a filha que chora, que eu tento reproduzir com o mesmo frio na barriga de quem vai tentar andar de bicicleta sem rodinhas pela primeira vez.

Minha teoria é a seguinte. O feminismo nos ensina que o homem tem que ser nosso igual na missão de formar um ser humano para o mundo. Os primeiros frutos estão sendo colhidos, muitos pais entenderam o recado. Ótimo. O problema é que isso nos faz sentir menos capazes, uma vez que permaneceu intacto o mito da mãe como maior fortaleza da criança. Se isso é verdade, por que Victor faz Violeta parar de chorar com o canto, e eu dependo do peito? Por que eu tenho os medos e malogros, e ele, as manhas e certezas?

Não gosto nem de falar dessas coisas em público, não sei se todos vão entender. Não faz sentido cobrar que o homem divida responsabilidades e se achar insuficiente quando isso ocorre. É que a vida não nos preparou para compartilhar esse protagonismo, então fica a impressão de que o mundo esperava mais de nós como mãe e agora você o decepcionou.

Colocando de outra forma: o homem que se diz esclarecido fica contente se o salário da mulher iguala ou supera o dele, certo? A paridade de gêneros, além de desejável, vai fazer bem ao orçamento do casal. Paira, contudo, como que uma névoa sobre a masculinidade dele. Afinal, ainda vivemos numa sociedade em que síndicos, se querem discutir contas, nos interfonam para saber: *Seu marido está em casa?* Parece que fazem só para irritar, mas não, é que estereótipos seguem a máxima do vaso ruim que não quebra. *Desculpa, meu senhor, mas até onde sei ainda pago metade do aluguel, pode tratar comigo.* Exclua os calhordas que abandonam mulher e filhos ao deus-dará, e você terá uma corrente milenar de homens como provedores do lar. É compreensível que o primeiro homem a romper com essa tradição o faça arrastando a bola de ferro que é o passado. O mesmo vale para a maternidade: lutamos tanto tempo para que os pais fossem presentes, agora que são, a batalha é para que ecos de uma outra época não nos convençam de que somos mães pela metade.

Enquanto na TV comentaristas com estantes de livro ao fundo dizem que o mundo não vai bem, uma amiga escreve dizendo que em sua casa vai tudo mal. Ela tem uma confissão a fazer sobre o bebê: *fico meio magoada que, quando ele vem pro meu colo, chora até eu dar peito, kkkkk, e com o pai ele fica quieto ouvindo música e tal.* Também rio, *o mesmo aqui, rsrsrs,* porque é a reação que me resta. Se nem eu consigo me convencer de que minha filha precisa de mim tanto quanto eu dela, que moral tenho eu para dizer que a mágoa da minha amiga vai passar?

7 de abril de 2020

Pela madrugada, pouco antes de clarear, Violeta quer peito, e saio à caça de distrações para não capotar sobre ela. Clico num vídeo do prefeito de Limeira que vários amigos mandaram, um alerta aos munícipes: é uma questão de tempo até que todos sejam contaminados pela Covid-19. *Uns apresentarão sintomas, outros terão agravamento, outros terão que ser internados em uma UTI e outros perderão a vida. Então tenha calma, tranquilidade, que todos seremos contaminados. E você que está preocupado, também vai ser contaminado.*

Então tenha calma, tranquilidade, porque se organizar direitinho todo mundo tem um ataque de pânico antes da quarentena acabar. Hoje foi a vez do meu. Achei que a quarentena nunca ia acabar. Senti meu coração acelerar, e não era da emoção de ver minha filha fazer o segundo xixi do dia em mim. Quando faltou ar, não me ocorreu associar aos cem polichinelos que fiz por sugestão de uma reportagem que listava exercício físico entre as práticas calmantes no confinamento. Meu braço ficou dormente, um calafrio serpenteou a espinha. Cogitei ir ao hospital para não cair morta, mas não queria chegar lá com a camisa ensopada de golfo de bebê, será que dá tempo de tomar banho antes de morrer? A pandemia tem essa vantagem, faz com que o hipocondríaco não ceda à ansiedade, porque a alternativa é a morte fulminante por Covid-19 numa emergência apinhada de gente, o Caribe de qualquer vírus.

Assim que me recompus, fui à sala com Violeta e coloquei *Mundo Bita* na TV. É um desenho animado com músicas que falam de dinossauros que vieram muito antes dos nossos tataravôs, de bichos papões que invadem sonhos montados num cavalo alado. Eu gosto bastante, já decorei várias letras, só não entendo por que o tal do Bita, um gorducho de bigode e paletó que faz as vezes de mestre de cerimônias no desenho, parece um banqueiro burguês do século XIX.

Violeta sempre dorme no colo com a turma do Bita. É o tempo que tenho para almoçar o nhoque à putanesca que Victor fez, ficou bom, e pensar na vida que vou ter daqui para a frente. Não falo só do óbvio, que é o medo imediato de um vírus com nome de programa de computador dos anos 1990. Perder a cabeça, o emprego, a dignidade (estou com uma teta para fora agora mesmo), são possibilidades que promovi a probabilidades. E também o casamento. Temos brigado pelas coisas mais bobas, e com uma fúria desmedida. Outro dia mesmo, Violeta se cagou inteirinha, o único jeito era dar banho nela. Ele pegou a fralda suja e a esfregou em mim, o que de início foi engraçado, não tenho nojo do cocô da minha filha, só que também não é patê, nem meu rosto é torrada, fiquei irritada e o empurrei no reflexo. Nada forte, mas ele estava com Violeta no colo, ficou nervoso e me empurrou de volta. Nisso os dois já estavam gritando, ambos agitadíssimos, e ela desatou a chorar. Foi um dos dias mais tristes da minha vida.

Saibam quantos esta virem que, aos 22 (vinte e dois) dias de maio do ano de dois mil e dezenove (2019) nesta Cidade do Rio de Janeiro, Capital do Estado do Rio de Janeiro, República Federativa do Brasil, compareceram como outorgantes declarantes: VICTOR FERREIRA, nascido em 08/04/1989, solteiro, jornalista, e ANNA VIRGINIA MARTINS SINCLAIR BALLOUSSIER ANCORA DA LUZ, nascida em 02/01/1987, solteira, jornalista. Assim começa o ato notarial de número noventa e três, que selou a união estável destes dois outorgantes declarantes que, sem testemunhas e com pressa para ir trabalhar, declararam à Justiça a opção pela comunhão parcial de bens. Celebramos pedindo uma feijoada no Bunda de Fora, um bar no meio do caminho entre o cartório e nossa casa. Festa mesmo, daquelas de botar vestido branco e beijar na boca depois de aceitar um ao outro até que a morte nos separe, nós nunca tivemos. Victor diz que é preciso oferecer um grande banquete para muitos convidados, porque a família dele é grande. Não vejo margem para termos esse tipo de grana na próxima década, e, mesmo se conseguíssemos juntar, não gostaria de gastá-la financiando a ressaca de um primo que nem para aniversário eu chamo. Ficaria feliz com algo menor, para os amigos que importam e os parentes que não convidamos só por educação. Nada de buffet com lâminas de presunto parma na mesa de antepastos. Umas comidinhas de pegar com a mão e várias garrafas de vinho funcionariam, o espumante de qualidade certamente uma das mães bancaria. Victor é inflexível, ou tudo ou nada, diz. Já me peguei pensando se não seria seu plano perfeito para não casar nunca: sai como o idealizador de um festejo à altura do nosso amor, mas que na prática nunca acontecerá, enquanto pode me acusar de pensar pequeno sobre nós.

Assinamos a união estável não faz nem um ano, quando não teríamos como imaginar que hoje estaríamos isolados em casa por culpa de uma epidemia global, e com uma filha. Existe uma parte de mim que até vê graça neste enredo, dá um bom livro, ou pelo menos uma excelente história de bar, se algum dia houver bar de novo, pode até se chamar Bunda de Fora. Mas talvez seja assim que casamentos se desfazem, mesmo os que mal começaram: sob a pressão de um grande evento externo que nos força a perceber prematuramente a fragilidade de nossas fundações. Não ter torrado nossas economias numa festa de casamento, por menor que fosse, pode não ter sido uma ideia tão má assim.

8 de abril de 2020

Hoje é aniversário do Victor. Sonhei que nos separávamos. Violeta precisa ir à corte dizer com qual de nós preferia morar — é um tribunal de júri, a ré sou eu. Uma advogada muito bonita, que usa como máscara de proteção um lenço que eu sei que é do Victor, convoca nossa filha como testemunha. Ela tem seis anos, cabelo enroladinho como macarrão parafuso e amarelo feito mostarda de comercial de lanchonete, e está com um vestidinho azul que lembra o das gêmeas de *O iluminado*. O juiz, um tipo com peruca feita com crina de cavalo, como a dos magistrados de filmes de época, pergunta se Violeta jura falar a verdade, somente a verdade, nada mais que a verdade. Ela faz que sim com a cabeça e estoura uma bola de chiclete também, sabor menta (eu odeio chiclete de menta). É a única sem máscara na sala. *Você quer ficar com o papai ou a mamãe?* Sem olhar na minha direção, ela aponta com o dedo para Victor, que dá um sorrisinho de triunfo e beija a bochecha da advogada. Tenho vontade de gritar com ele, mas tenho mais vontade de chorar.

Acordei com o chorinho da Violeta. É fome. Ela dormiu bem, quatro horas seguidas. Em alguns meses, nem sequer isso terei, o peito como chantagem, uma fonte de prazer que ninguém no mundo além de mim pode dar a ela. Já é de manhã, vou para a sala para fugir da penumbra do quarto, onde meu marido ainda dorme. A televisão ficou ligada desde a noite passada, completando um ciclo de vinte e quatro horas de notícias, nenhuma delas boa. Mudo de canal, agora Rodrigo Hilbert está lutando sumô numa reprise de seu programa de culinária.

Comprei um jogo de maçaricos de presente para Victor porque outro dia falamos de fazer de novo pizza com as próprias mãos. É o utensílio perfeito para chamuscar a massa e gratinar o queijo à moda dos chefs profissionais. Estava orgulhosa do meu presente, ele gosta de ganhar coisas práticas. Só que ele pensou igual e encomendou o mesmo kit para se presentear, o dele chegou um dia antes, uma dessas coincidências que acometem casais com décadas de convivência ou semanas de quarentena.

Eu tinha outro trunfo, um vídeo que produzi com amigos e a família dele. A premissa era meio tola, mas funcionou: todos oferecendo uma salva de palmas para o aniversariante. Muita gente foi além do aplauso e lamentou não estar perto para um abraço bem dado, quem sabe ano que vem. Acho que no fim ele ficou mais triste do que comovido — não perguntei. À noite Violeta chorou muito. Troquei a fralda, ofertei o seio, verifiquei a temperatura e apalpei a barriga para ver se tinha gases. Não era nada disso, e não descobri o que a incomodava, só pude ficar ao seu lado e torcer para que passasse logo — não passou. Hoje não consegui fazer ninguém se sentir melhor, nem Victor, nem Violeta, tampouco eu mesma.

9 de abril de 2020

Bater a caçuleta, empacotar, esticar a canela, virar presunto, abotoar o paletó de madeira. Em inglês: turned up his toes, bit the dust, kicked the bucket, bought a one-way ticket. Não falo outras línguas, mas imagino que a maioria conte com sua cota de eufemismos para não ter que encher a boca com morte. Quando eu morava em Nova York, fui a um convescote acadêmico numa universidade local, um painel sobre obituários de jornal. O mediador era um repórter octogenário que se introduziu assim: *Venho de uma longa linhagem de pessoas mortas.* Como quem tira prazer ao ver a barata agonizar após um pisão bem dado, ele continuou a moer os subterfúgios que criamos para não morrer duas vezes, com a carne e então com palavras. *As pessoas*, lá foi ele de novo, *dizem que fulano passou desta para melhor. Onde é isso? Nova Jersey?*

Uma das palestrantes, Katie Roiphe, havia acabado de lançar um livro sobre escritores à beira da morte: *The Violet Hour: The Great Writers at the End* [A hora violeta: Os grandes escritores diante do fim]. O título foi decalcado de *A terra devastada*, um poema de T.S. Eliot que cita o instante em que o sol se põe; a cor violeta captura o horizonte e o crepúsculo, escreve o poeta, *devolve o marinheiro à sua casa.* Ao morrer de enfisema, já com seus setenta e seis anos, Eliot ganhou um epitáfio pinçado de outro escrito seu: *No meu começo está o meu fim, no meu fim está o meu começo.*

Até hoje eu não tinha associado a Violeta ao livro, o que também me forçou a associar o nome da minha filha à hora da morte. Precisarei escolher as palavras certas, sem dourar pílulas mas também sem ser dura demais, para no futuro explicar a Violeta que no seu começo esteve o fim de muitas outras pessoas. Há este estudo do Imperial College que projeta mais de um milhão de mortes no pior cenário possível para o Brasil, um em que ninguém respeite a quarentena. Na melhor das hipóteses, se a maioria da população topar o confinamento prolongado, seriam quarenta e quatro mil brasileiros a menos. Celebrar esse tanto de mortos é uma loucura, mas é o que tem para hoje, torcer para que seja *apenas* isso. Ainda não conheci alguém que virasse estatística. Soube pelo Twitter da tia-avó de um ex, que já era idosa quando eu ainda era jovem, meu namoro da faculdade. Me parece uma questão de tempo, contudo, até alguém mais próximo passar desta para melhor, e eu me perguntar: *Onde é isso? Niterói?*

Que minha filha tenha sido lançada no mundo agora, no meio de tanto luto, é algo que me arrepia e me conforta, não sei qual dos dois mais. Violeta nasceu com uma bolotinha em cada pé, parecem lipomas, que são acúmulos de tecido adiposo. Mal não fazem, é só monitorar para ver se crescem (cresceram) ou doem (não é o caso), aí mais para a frente ver se é o caso de remover na faca, diz a pediatra. Doutora Andrea, porém, ficou intrigada por serem duas bolinhas perfeitamente simétricas. Mostrou para colegas, nenhum viu nada similar. É o equivalente, para médicos, a ver um raio cair duas vezes no mesmo lugar, ela explicou.

Brinquei outro dia com minha irmã: são marcas de uma predestinada, *só não sei a quê*. A adversidade nos deixa suscetíveis a ver significados onde há imaginação. Eu, por exemplo, gosto de acreditar que Violeta tem a missão de curar este sentimento de insuficiência que me acompanha desde quando, antes de ser a mãe de uma filha, eu era a filha de uma mãe. Passei o último mês em pânico com a possibilidade de falhar com ela, e a pandemia dilatou meus maiores medos da maternidade, ao privar Victor e eu de qualquer ajuda externa. Estamos chegando ao fim dos meus quarenta dias de resguardo pós-parto, e até aqui nenhum bebê foi ferido durante a realização deste puerpério. Eu sei que está todo mundo envolto em morte, mas hoje só consigo pensar na vida que temos pela frente. Violeta sorriu pela primeira vez. Antes as curvaturas em sua boca eram só espasmos naturais a um recém-nascido, a pediatra já tinha avisado que nas primeiras semanas de vida ela não seria capaz de exprimir felicidade com risadas. Mas esta foi pra valer, uma mãe sente. Aconteceu quando lhe cantei *segura o tchan, amarra o tchan, segura o tchan, tchan, tchan, tchan, tchan.*

O primeiro filho Myrian teve aos dezessete anos, quase metade da idade que tenho hoje. Com vinte e oito anos, eu nasci. À tarde ela mandou um e-mail a nós quatro, não lembro de ter recebido qualquer e-mail dela antes. O título é apenas este: *Mãe.*

Quando acordei, senti um aperto enorme no coração. Aos poucos minha mente foi clareando, e me recordei de uma situação que eu passei na Alemanha, onde vocês sabem que morei para fazer um tratamento médico doloroso, eu bem pequena. Mamãe tinha saído comigo para comprar as nossas roupas para retornarmos ao Brasil. Ela e o papai tinham decidido tudo através do catálogo (o que era comum), mas quando voltamos ao hotel papai surtou dizendo que ela comprou as coisas erradas, mandou ela voltar e devolver tudo. Mamãe foi ao banheiro aos prantos e ficou me perguntando se eu não tinha ouvido ele combinando tudo com ela. Diante daquela cena, só consegui balançar a cabeça dizendo que sim. Naquele momento senti que eu seria sempre a melhor amiga dela e que nunca mais deixaria ela sofrer daquele jeito. O tempo passou, e as coisas foram mudando. A minha melhor amiga estava indo embora aos poucos, e eu nada podia fazer. Desde então tudo que eu queria era mostrar para os meus filhos o quanto o amor e a amizade são coisas muito importantes, e sempre devemos estar alertas para não perdê-los. Demonstrar o quanto essas pessoas são importantes na nossa vida com um sorriso, um bom dia ou uma mesa de café de manhã é muito gostoso. A amizade sincera é muito rara hoje em dia, e peço para vocês nunca se esquecerem disso, principalmente entre irmãos. Digam sempre o que sentem, mas sem magoar. Eu tive meus erros como mãe, assim como vocês terão os seus como pais, e é daí que vamos evoluindo se continuarmos no caminho certo. Corram sempre atrás dos seus sonhos sem ficar pensando que poderão se machucar no futuro. Nunca se afastem, pois depois pode ficar difícil retornar, e não vai adiantar nada ficarem se lamentando. Guardem estas simples palavras para no futuro poderem passar para os seus filhos, quem sabe? Amo muito vocês! Mamãe.

Pergunto a Myrian se posso reproduzir aqui suas simples palavras que no futuro passarei para Violeta, quem sabe? *Pode usar. É pra lá de sincero*, ela respondeu. *Eu ia colocar mais coisa, mas achei que ficaria um saco.* Também tenho muito medo de Violeta eventualmente me achar um saco.

10 de abril de 2020

Um depoimento que circula na internet das mães: Pedro, seis anos, compara a agonia a um germe, *um mal que chega e a gente nem vê*. Mas ele tem uma ideia: *vou beber dez copos de água, assim ela morre afogada.* Tenho bebido quatro litros de água por dia, para ajudar a descer leite ao peito e porque tenho sede. Você já é um rapazinho para saber das coisas, Pedro, passou da hora de alguém lhe contar que Papai Noel não existe e que é a agonia, e não a esperança, a última que morre.

Não queria estar agoniada pela minha situação com Victor, nem que ele estivesse aborrecido comigo, mas o dia transcorre assim, com os dois trocando palavras cordiais, porém secas, todas em relação à Violeta. Uma paz armada em que nenhum dos dois quer sair atirando, mas que ninguém se engane, se o outro começar, vai ter chumbo grosso. Brigamos no fim da manhã por um desgaste rotineiro, desses que você esconde até dos amigos tamanha a vergonha: ele encharcou os legumes do almoço com azeite e sabe que eu detesto azeite. Na hora fiquei muito irritada, acusei-o de não pensar em mim, e a essa altura, óbvio, já não tinha nada a ver com azeite. Sei que Victor está mal porque vai voltar ao trabalho em poucos dias, por isso finalizei a discussão dizendo que seria um alívio ficar a sós com nossa filha: *Foda-se, você vai ficar horas fora e vai sentir falta dela.* Me arrependi imediatamente, mas não o bastante para voltar atrás.

Victor leva Violeta para a rede e me deixa dormindo um pouco com a persiana abaixada, um ritual que cumprimos para compensar as vezes em que acordo de madrugada para amamentar, foram três só hoje. Quando desperto, pego o celular e entro no piloto automático. Checo redes sociais e as principais notícias do dia: *Coronavírus mata mais de mil no Brasil, o número mais que dobrou em uma semana; o isolamento social está caindo; de Brasília, o mau exemplo do presidente, Bolsonaro voltou a passear, causou aglomerações e ainda esfregou o nariz e cumprimentou uma idosa; a cena de corpos se acumulando em uma vala comum em NY impressiona o mundo.* Vejo também que

Victor me escreveu um longo e-mail. Primeiro minha mãe, agora ele, está virando moda. Diz que prefere assim, pois se discutimos ao vivo acha que acaba falando o que não devia e esquecendo o que devia. Esta mensagem não tem título, na caixa de entrada apenas um *sem assunto*.

Anna,

Não é fácil passar pelo que estamos passando. Olha o combo: a vida de ponta-cabeça com a chegada de um bebê (inclua aqui o puerpério, no teu caso) + isolamento social + insegurança sobre nossos futuros profissionais + saudades de amigos e família + medo de contrair o vírus e passar para a Violeta + ansiedade + nenhuma ajuda externa. Eu achava que por muito menos surtaria, entraria em depressão, pediria para sair. Você também deve estar orgulhosa por estar passando por tudo isso. A gente PRECISA pegar leve um com o outro e consigo mesmo. A Violeta não precisa do pai, não precisa da mãe. Ela precisa de PAI E MÃE, sobretudo neste momento, com pandemia, distanciamento. Para começo de conversa: qualquer separação, qualquer tempo que a gente queira dar, é simplesmente inviável agora. Não tem como. A gente precisa então pensar em como sair desse ciclo vicioso de briga, provocação, disputa e raiva. Como fazer isso? Não sei. Eu também não sei.

Eu te amo muito, Anna. Mas toda essa transformação pela qual estamos passando não nos ajuda: o que era o nosso amor? Fazer planos? Viajar? Sair e se divertir juntos. Hoje não podemos sair, não podemos nos divertir lá fora (só aqui dentro, quando dá). Isso é uma hecatombe em qualquer relacionamento. Não seria diferente no nosso. Suspeito que a resistência passe por jogar as certezas na lata de lixo, e as dúvidas na mesa. Não sei que roteiro seguir, Anna. Mas uma coisa é certa: a gente tem que baixar as armas, porque um tiro nosso agora não atinge o outro. Atinge nós três. Atirar agora é suicídio. Bandeira branca do lado de cá...

Ele está na cozinha e pergunta se quero alguma coisa de lá, está sondando para ver se a trégua foi aceita. *Vamos beber? Só um pouco*, sugiro. Tenho uma garrafa de leite ordenhado caso Violeta acorde com fome, é só descongelar e encher a mamadeira, uma vez só não vai fazer mal, assim posso tomar um trago sem que Violeta se embriague por tabela com meu peito. O corpo demora poucas horas para metabolizar o álcool, pela manhã minhas mamas já estarão prontas para soprar em qualquer teste do bafômetro.

Victor se anima, e quando isso acontece ele costuma se superar. Vai ao quintal e cata hortelãs da muda que comprou na internet e cultivou na quarentena. Pega um rum que guardou das férias cubanas, as folhas frescas, um xarope que fez com açúcar derretido e nos prepara um mojito, até a noite acabar serão quatro. Traz para a sala um globo giratório com luzes coloridas que não sei de onde saiu, é exatamente como os das matinês que eu frequentava na virada do milênio, com máquinas de fumaça para dar um efeito de neblina na pista de dança apinhada de pré-adolescentes da zona sul cantando *eu só quero é ser feliz, andar tranquilamente na favela onde eu nasci*, enquanto seus pais enrolavam no shopping até dar a hora de apanhá-los.

Victor busca dois fones, um para cada, e os sintoniza no bluetooth, coloca Tom Zé, Caetano e Gil para tocar. Espelha na televisão a câmera da babá eletrônica, uma imagem em tempo real de Violeta em seu berço, ela chegou ao sono profundo, no máximo é o bracinho que mexe. Dançamos assim por mais de uma hora, eu, ele e nossa filha de fundo, de barulho só o estampido dos nossos pés no taco e os suspiros sonolentos dela. Não fazemos sexo, estamos um pouco bêbados para isso. Vamos nos divertir aqui dentro, quando dá. Hoje dá.

11 de abril de 2020

Minha querida Violeta,

Me pergunto se você terá interesse no que sua velha mãe tem a dizer. Já deve ter ouvido a mesma história mil vezes, de como o mundo acumulou dois grandes feitos em 2020, um bom e um ruim, seu nascimento e o nascimento de uma pandemia, não será preciso especificar qual é qual. Eu, que nem sei por onde começar, já estou no final. Hoje termina a quarentena do seu parto. A do vírus permanece uma obra aberta. Por alguma razão, tem gente me pedindo calma, *vai ficar tudo bem*. Essas pessoas nunca são as que têm filhos. Que se fodam todas. Não tem como saber. Não tem. Você já sabe, você vive no futuro, e um futuro em que ainda se lê não pode ser de todo mal. Mas tente entender minha situação. *Vai ficar tudo bem*. Vai uma ova. O que mais tem é gente mentindo para mim ou para si, acho o segundo caso mais provável e mais perigoso. Numa escala de zero a dez, dez sendo: *saímos desta rápido, nenhum conhecido morreu, e ainda economizei a grana do cabeleireiro*, e zero: *hoje minha filha completou dez anos e perguntou o que é bolo de aniversário, quando eu pensava no que responder uma senhora puxou meu cabelo, e lutamos sobre os escombros do Cristo Redentor por uma barra de soja desidratada* — vejo mais vantagem em me preparar psicologicamente para a batalha.

Tenho uma teoria, alguns chamariam de doutrina, que levo para a vida: espere sempre pelo pior, só não faça por onde. Imagine que você quer muito um emprego. O pessimista resignado nem sequer penteia o cabelo para a entrevista, não vê por quê, a vaga jamais será dele. Tenho uma amiga que, para neutralizar a sensação de que nada dá certo para ela, pinga sob a língua, de doze em doze horas, cinco gotas do Floral de Bach Tristeza Profunda. *O regresso da alegria, apoiado por uma estabilidade e paz interiores inabaláveis e intocáveis, em quaisquer circunstâncias,* promete o rótulo. Não sei se cumpre. Duvido. O oposto dessa minha amiga é o otimista incorrigível. Ele conta com o ovo no cu da galinha e paga uma rodada para a mesa, calcula que, pela boa impressão que causou, o *job* só não é seu se um vírus mortal se espalhar pela Terra dizimando vidas, postos de trabalho e sexo casual sexta à noite, quais as chances? Eis o tipo que bate Ritalina com vitamina de banana para começar o dia. Por último, há o pessimista cauteloso. Vai à entrevista determinado a não passar vergonha, mas se algum amigo liga na sequência e pergunta *e aí, como foi?*, responde com um chocho *acho que não rolou*, que é para não criar expectativas que, se não correspondidas, serão fonte de grande frustração. Com meia garrafa de vinho dá-se por vencido, com uma inteira se anima a comentar que bom seria se alguém do RH lhe telefonasse dizendo: *Parabéns, você começa amanhã.* Minha galera.

Digo isso, filha, porque quando soube que você existia, confesso: fiz o que pude para você crescer saudável, mas não pus fé em você. Primeiro, desconfiei que meu ventre não fosse bom o bastante para a acolher. Passei um primeiro trimestre de muito enjoo, da noite para o dia os alimentos de sempre me enojavam, sobretudo queijo, queijo de todos os tipos, muçarela, parmesão, gorgonzola, brie, minas era o pior. Também não podia com açaí, feijão, sucrilhos, com um monte de coisas. E eu amava as minhas náuseas. Li que eram fruto dos hormônios da gravidez no corpo, então se existiam é porque você existia. Até o dia em que acordei com vontade de comer polenguinho e me curvei em posição fetal de tanto chorar. Tanta disposição só podia significar que a boiada hormonal foi pastar, eu tinha te perdido para sempre. Mas você não foi a lugar algum, e no mesmo dia eu já estava sendo novamente confrontada pelos restos regurgitados do almoço, ervilhas e batatas e linguiça boiando na privada feito banhistas no mar de Copacabana.

Eu estava preparada para um segundo aborto. Não preparada, porque nenhuma mulher está, conformada é um termo mais apropriado, acho. Fiz tudo certinho na gestação, não bebi ou usei drogas, comi muita salada. Contudo, resolvi que não compraria nenhum macacãozinho que fosse nem falaria de você para os amigos mais próximos, pelo menos até atravessar a barreira das doze semanas, quando o risco de uma gravidez interrompida cai consideravelmente. Cai, mas não desaparece, de modo que sofri nove meses fabulando tudo o que poderia dar errado: genes defeituosos, pressão alta demais, pressão baixa demais, deslocamento de placenta, contrair sarampo na fila do banco e toxoplasmose comendo alface, levar um tombo na esteira da academia, não fazer exercícios e ter diabetes gestacional, crise econômica, golpe militar, apocalipse climático, invasão alienígena, enxoval todinho rosa — não tive a criatividade para vislumbrar uma epidemia global, no entanto.

Nada deu errado. Minto, teve o episódio em que, durante uma reportagem no Rio Grande do Norte, nós duas convivendo há vinte e seis semanas, um mosquito se alojou no meu ouvido esquerdo e fez de lá uma manjedoura, depositou centenas de larvas que me provocaram a pior dor que senti na vida, eu ainda não tinha parido. Todas as medicações capazes de me tirar daquele estado de desgraça eu não tomei porque poderiam fazer mal ao meu bebê. Morri, mas passei bem. Sobrevivemos as duas.

Sua mãe funciona assim, Violeta: se eu me permitir desde o começo acreditar que *vai ficar tudo bem*, e no fim não fica, o baque é maior. Por outro lado, quem pouco espera não vai se decepcionar quando as coisas desandarem. Agora, se tudo der certo — mesmo se só parte do tudo dar certo — a sensação é de estar no lucro. Faz sentido para você? Espero que não, porque não estou convencida de que taí um modo saudável de levar a vida. A vaidade de uma mãe é por filhos que lhe herdem a cor dos olhos, o talento para tocar banjo e o gosto por vinhos fortes, não os vícios de uma personalidade fendida.

Por nove meses, fomos uma só. Quando você soluçava, parecia milho de pipoca estourando dentro de mim. Seus chutes eram como números de cancã. Às vezes eu sonhava com seu rosto. Nos sonhos você sempre sorria. Por tantos destes quarenta dias, os seus primeiros fora de mim, chorei pensando que eu não era mãe o suficiente. Mas você se adaptou rápido às minhas deficiências, assim como eu e seu pai às do mundo. Esperei pelo pior, e veio uma pandemia, mas você chegou primeiro. Tive medo por tanto tempo, agora o medo é como a mancha de sangue dos pernilongos que estapeio antes que pousem em sua cabeça, no Rio há muito mosquito. Agora o medo é a marca na parede de um corpo parasita que um dia esteve lá. Não estou sonhando, você hoje sorri.

Sobre a autora

Anna Virginia Balloussier nasceu em 1987, no Rio de Janeiro, e é jornalista. Entrou na *Folha de S.Paulo* em 2010, como trainee, foi correspondente em Nova York em 2016 e hoje é repórter especial do jornal, alocada em sua cidade natal. *Talvez ela não precise de mim* é seu primeiro livro.

© Anna Virginia Balloussier, 2020

Todos os direitos desta edição reservados à Todavia.

Grafia atualizada segundo o Acordo Ortográfico da Língua
Portuguesa de 1990, que entrou em vigor no Brasil em 2009.

capa
Todavia
composição
Manu Vasconcelos
revisão
Huendel Viana

Dados Internacionais de Catalogação na Publicação (CIP)

— —

Balloussier, Anna Virginia (1987-)
Talvez ela não precise de mim: Diários de uma mãe em
quarentena: Anna Virginia Balloussier
São Paulo: Todavia, 1ª ed., 2020
80 páginas

ISBN 978-65-5692-023-8

1. Literatura brasileira 2. Ensaio I. Título

CDD B869.4

— —

Índice para catálogo sistemático:
1. Literatura brasileira: Ensaio B869.4

todavia
Rua Luís Anhaia, 44
05433.020 São Paulo SP
T. 55 11 3094 0500
www.todavialivros.com.br

fonte
Register*
papel
Pólen soft 80 g/m²
impressão
Meta Brasil